Weiner

Neue Chancen bei Adipositas

Prof. Dr. med. Rudolf Weiner

Unter Mitarbeit von Rafael Blanco-Engert, Gabriele Hundeshagen,
Ingmar Pomhoff, Achim Schüler-Schneider, Davorin Wagner, Sylvia Weiner,
Uwe Winterberg

Neue Chancen bei Adipositas

Magenband, Magenbypass und Magenschrittmacher

- Erfolge, Risiken, Kosten:
  Das sollten Sie wissen

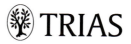

Die Deutsche Bibliothek –
CIP-Einheitsaufnahme

Ein Titeldatensatz für diese Publikation ist bei Der Deutschen Bibliothek erhältlich.

Leserservice

Wenn Sie Fragen oder Anregungen zu diesem Buch haben, schreiben Sie uns:
TRIAS Verlag
Postfach 30 05 04
70445 Stuttgart
oder besuchen Sie uns im Internet unter:
www.trias-gesundheit.de

Anschrift des Autors:
Prof. Dr. Rudolf Weiner
Walter-Kolb-Str. 2
60594 Frankfurt a. M.

Programmplanung: Uta Spieldiener

Bearbeitung: Karl Quadt

Umschlaggestaltung und Umschlagfoto:
Cyclus · Visuelle Kommunikation, Stuttgart

Textzeichnungen:
Christiane von Solodkoff

Gedruckt auf chlorfrei gebleichtem Papier

© 1998, 2000 Karl F. Haug Verlag in MVH Medizinverlage Heidelberg GmbH & Co. KG
© 2010 TRIAS Verlag in MVS Medizinverlage Stuttgart GmbH & Co. KG
Printed in Germany
Satz: Mitterweger & Co. Kommunikationsgesellschaft mbH
System: 3B2
Druck: Westermann Druck Zwickau GmbH

ISBN 978-3-8304-3885-4   1 2 3 4 5 6

Wichtiger Hinweis:
Wie jede Wissenschaft ist die Medizin ständigen Entwicklungen unterworfen. Forschung und klinische Erfahrung erweitern unsere Erkenntnisse, insbesondere was Behandlung und medikamentöse Therapie anbelangt. Soweit in diesem Werk eine Dosierung oder eine Applikation erwähnt wird, darf der Leser zwar darauf vertrauen, dass Autoren, Herausgeber und Verlag große Sorgfalt darauf verwandt haben, dass diese Angabe **dem Wissensstand bei Fertigstellung des Werkes** entspricht.
Für Angaben über Dosierungsanweisungen und Applikationsformen kann vom Verlag jedoch keine Gewähr übernommen werden. **Jeder Benutzer ist angehalten,** durch sorgfältige Prüfung der Beipackzettel der verwendeten Präparate und gegebenenfalls nach Konsultation eines Spezialisten festzustellen, ob die dort gegebene Empfehlung für Dosierungen oder die Beachtung von Kontraindikationen gegenüber der Angabe in diesem Buch abweicht. Eine solche Prüfung ist besonders wichtig bei selten verwendeten Präparaten oder solchen, die neu auf den Markt gebracht worden sind. **Jede Dosierung oder Applikation erfolgt auf eigene Gefahr des Benutzers.** Autoren und Verlag appellieren an jeden Benutzer, ihm etwa auffallende Ungenauigkeiten dem Verlag mitzuteilen.

Geschützte Warennamen (Warenzeichen) werden **nicht** besonders kenntlich gemacht. Aus dem Fehlen eines solchen Hinweises kann also nicht geschlossen werden, dass es sich um einen freien Warennamen handele.
Das Werk, einschließlich aller seiner Teile, ist urheberrechtlich geschützt. Jede Verwertung außerhalb der engen Grenzen des Urheberrechtsgesetzes ist ohne Zustimmung des Verlages unzulässig und strafbar. Das gilt insbesondere für Vervielfältigungen, Übersetzungen, Mikroverfilmungen und die Einspeicherung und Verarbeitung in elektronischen Systemen.

Inhalt

- **Vorwort** — 11

- **Grundlagen: Adipositas – Volkskrankheit Nr. 1** — 13
  - Einteilung und Schweregrade — 14
  - Besonderheiten bei der Anwendung des BMI im Kindes- und Jugendalter — 16
  - Erscheinungsbilder und Typen — 16
  - Häufigkeit der Adipositas — 19
  - Ursachen der Adipositas — 21
    - Langfristig positive Energiebilanz — 21
    - Genetische Faktoren — 22
    - Das Alter — 23
    - Psychische Ursachen — 24
    - Essverhaltensstörungen — 26
  - Folgeerkrankungen des Übergewichts — 27
    - Herz-Kreislauf-Erkrankungen — 28
    - Bluthochdruck (Hypertonie) — 29
    - Stoffwechselstörungen — 29
    - Erkrankungen des Stütz- und Bewegungsapparates — 30
    - Psychische Störungen — 30
    - Krebsentstehung — 30
    - Lungenkomplikationen — 31
    - Hormonelle Störungen — 32
    - Erkrankungen der Gallenblase — 33
    - Psychosoziale Komponente — 33
  - Verlauf und Prognose — 34
  - Jo-Jo-Effekt — 35
  - Komplikationen durch Adipositas — 36
  - Unterscheidung der Adipositas von anderen Krankheitsbildern (Differenzialdiagnose) — 36

Inhalt

Volkswirtschaftliche Kosten der Adipositas ... 37
Bedeutung der Vorbeugung (Prävention) ... 38

● Behandlungsmöglichkeiten der Adipositas ... 40
Diät – Ernährungstherapie ... 40
Verhaltenstherapie ... 41
Bewegungstherapie ... 42
Medikamentöse Behandlung ... 42

● Magenballon – durch Magenspiegelung platziert ... 44
Prinzip des Magenballons ... 45
Implantation und Explantation ... 46
Gefahren und Komplikationen ... 48

● Voraussetzungen für eine operative Behandlung ... 50

● Operationsmethoden – Übersicht ... 53
Heute abzulehnen: Einschränkung der gesamten Nahrungsaufnahme durch den Darm (Dünndarmbypass) ... 53
Einschränkung der Nahrungszufuhr durch Gastroplastik und Magenband ... 54
Kombinierte Verfahren: Einschränkung der Nahrungsaufnahme und Einschränkung der Verdauung ... 56

● Der große Fortschritt durch minimal-invasive Chirurgie ... 59

● Entscheidung für eine Operation und Formalitäten ... 62

● Aufenthalt im Krankenhaus ... 64
Narkose ... 65
Operation – allgemeine Grundsätze ... 66

Inhalt

- **Das steuerbare Magenband (Gastric Banding)** — 69
  - Prinzip des steuerbaren Magenbandes — 69
  - Durchführung der Operation — 72
  - Gefahren und Komplikationen — 73
  - Kombination von steuerbarem Magenband und anderen operativen Eingriffen — 76
  - Nothilfepass (Implantatpass) — 77
  - Kann das Band wieder entfernt werden? — 78

- **Magenbypass (Gastric Bypass)** — 79
  - Prinzip des Magenbypasses — 80
  - Durchführung der Operation — 80
  - Gefahren und Komplikationen — 83

- **Magenbypass mit Magenband (Banded Bypass)** — 85
  - Prinzip des Banded Bypass — 85
  - Durchführung der Operation — 86
  - Gefahren und Komplikationen — 86

- **Biliopankreatischer Bypass (BPD: Biliopankreatische Diversion)** — 87
  - Prinzip des biliopankreatischen Bypasses — 87
  - Durchführung der Operation — 88
  - Gefahren und Komplikationen — 90

- **Biliopankreatischer Bypass mit Erhaltung des Magenpförtners (Duodenal-Switch)** — 93
  - Prinzip des Duodenal-Switch — 93
  - Durchführung der Operation — 94
  - Gefahren und Komplikationen — 95

Inhalt

- **Magenschrittmacher (IGS-System)** — 96
    - Prinzip des Magenschrittmachers — 96
    - Durchführung der Operation — 98
    - Gefahren und Komplikationen — 98
    - Austausch des IGS-Systems — 100

- **Nachbehandlung im Krankenhaus** — 102

- **Allgemeines Verhalten nach der Entlassung aus dem Krankenhaus** — 104
    - Ein neuer Lebensabschnitt beginnt — 105
    - Die Familie muss »mitziehen« — 106
    - Körperliche Aktivität steigern – Sport treiben — 107

- **Ernährung nach Operationen** — 110
    - Ernährung mit Magenband — 110
        - Ein Leben lang: Zehn goldene Regeln — 111
        - Steuerung des Magenbandes — 116
        - Unzureichende Gewichtsabnahme oder Wiederanstieg — 117
    - Ernährung nach Magenbypass-Operation, biliopankreatischer Bypass-Operation und Duodenal-Switch — 118
        - Erste Phase (2.–4. Tag nach der Operation) — 118
        - Zweite Phase (ab 4. Tag nach der Operation) — 119
        - Dritte Phase (2.–3. Woche) — 119
        - Vierte Phase (ab 4. Woche) — 120
        - Allgemeine Grundsätze ein Leben lang — 120
        - Nahrungsunverträglichkeiten — 122
        - Vitamin-Supplementation — 122
    - Ernährung mit Magenschrittmacher — 122

- **Sonderfall: Schwangerschaft nach Operation** — 123

- **Notwendigkeit weiterer Operationen** — 125
  - Wiederholungseingriffe nach Operationen zur Gewichtsreduktion — 125
  - Plastische Operationen nach Gewichtsreduktion — 127

- **Veränderungen von Körperfunktionen bei Gewichtsverlust** — 129
  - Veränderungen beim Stuhlgang — 129
  - Weitere Folgen der Gewichtsreduktion — 131

- **Nachsorge ein Leben lang** — 135

- **Langfristige Gewichtserhaltung** — 137
  - Magenballon — 137
  - Magenband — 137
  - Bypass-Chirurgie — 138
  - Magenschrittmacher — 139

- **Selbsthilfegruppen und Internet** — 140
  - Erfahrungsaustausch in Selbsthilfegruppen — 140
  - Das Internet als Forum — 140

- **Erfolgsstatistik** — 143
  - Magenballon — 143
  - Magenband — 144
  - Magenbypass — 146
  - Biliopankreatischer Bypass mit Duodenal-Switch — 147
  - Magenschrittmacher — 147

Inhalt

- **Erfahrungsberichte von Patienten** 149

- **Nährwerttabelle** 153

- **Weiterführende Fachliteratur** 154

- **Sachverzeichnis** 158

Vorwort

Die operative Behandlung des exzessiven Übergewichts bei Adipositas ist innerhalb kürzester Zeit ein aktuelles Thema der Medizin geworden. Drei Gründe sind dafür anzuführen: Erstens haben die bisherigen konservativen Behandlungskonzepte mit Diäten eine erschreckend niedrige Erfolgsbilanz aufzuweisen. Zweitens: Die Zunahme der Adipositas in den entwickelten Industrieländern ist enorm. Mit der Zunahme adipöser Kinder und Jugendlicher zeichnet sich eine erschreckende Entwicklung ab. Drittens: Mit der Einführung und Entwicklung der minimal invasiven Chirurgie ist es möglich geworden, wirksame und dauerhaft erfolgreiche Operationsverfahren ohne Bauchschnitt durchzuführen. Damit ist das allgemeine Risiko für den Patienten deutlich gemindert worden. Durch eine rasche Mobilisation mit dem Aufstehen noch am Operationstag sind Risiken wie Lungenembolien und Thrombosen drastisch verringert worden.

Seit 1994 wird das Verfahren des laparoskopischen Gastric Banding in Deutschland in minimal-invasiver Technik durchgeführt. Weltweit sind bisher mehr als 100 000 Magenbänder implantiert worden. In den einzelnen Ländern werden unterschiedliche Operationsverfahren bevorzugt. Der Vormarsch der minimal-invasiven Techniken ist unumkehrbar. In den USA wurden 2001 allein 45 000 Eingriffe wegen Adipositas durchgeführt. Die Zahl der Operationen nimmt rasant zu. Für die Vereinigten Staaten werden im Jahre 2002 etwa 55 000 und im Jahre 2006 allein 100 000 Operationen zur Gewichtsreduktion erwartet. Die Palette der interventionellen Verfahren bei Adipositas, die ohne Bauchschnitt durchgeführt werden können, hat sich in den letzten Jahren wesentlich erweitert. Bewährte Verfahren der Adipositas-Chirurgie sind nunmehr minimal-invasiv ausführbar und neue Techniken kommen hinzu.

Rundfunk- und Fernsehberichte, Artikel in der Tagespresse und in Frauenmagazinen sowie Erfahrungsberichte tausender Patienten haben das Interesse an den Möglichkeiten der modernen Chirurgie zur Gewichtsreduktion bei krankhafter Adipositas auch in breiten Bevölkerungsschichten des deutschsprachigen Raumes geweckt. In der Grundbetreuung ist das Wissen der Ärzte über die Möglichkeiten der minimal-operativen Therapie vergleichsweise gering. Oftmals sind Patienten über das Internet besser informiert als der Hausarzt oder der aufgesuchte Facharzt. Allerdings be-

Vorwort

sitzt das Internet keine Qualitätskontrolle, sodass häufig falsche Aussagen gemacht werden, die dann von Betroffenen als gesichertes Wissen interpretiert werden. Aus diesem Grunde kann das Internet keine gesicherte schriftliche Dokumentation von Fachleuten ersetzen.

Dieses Buch soll eine Vielzahl der wichtigsten Fragen beantworten und so als Ratgeber den hohen Informationsbedarf der Betroffenen befriedigen. Es kann und will nicht das Gespräch mit dem Arzt ersetzen. Dieser Ratgeber kann jedoch bereits die Frage klären, für wen welche Operationstechnik derzeit überhaupt in Frage kommt, welches Risiko ein Eingriff mit sich bringt, mit welchem Erfolg man rechnen kann und wie sich mit dem Eingriff das Leben verändert. Es wird auch deutlich, dass diese speziellen Behandlungsverfahren in Zentren durchgeführt werden müssen und dass eine lebenslange Nachbetreuung der Betroffenen ein wesentlicher Bestandteil des Erfolgs ist.

Frankfurt a.M., Juni 2002   Prof. Dr. med. R. Weiner

Grundlagen: Adipositas – Volkskrankheit Nr. 1

Der Begriff Adipositas wurde vom lateinischen Wort »adeps« (Fett) abgeleitet und hat sich für diese Erkrankung der übermäßigen Fettspeicherung durchgesetzt. Suchtfaktoren spielen jedoch bei etwa 80 % der Patienten mit einer Adipositas Grad II eine Rolle.

Fettleibigkeit, Obesitas und die hier im Folgenden gebrauchte Bezeichnung Adipositas sind zwar Synonyme (bedeutungsgleiche Wörter), jedoch fehlt bei ihnen der Bezug zum Krankhaften. Im Begriff Obesitas wird zumindest im lateinischen Ursprungswort (ob-edere: herunterschlingen) auf die häufigste Ursache hingewiesen.

Die Diagnose Adipositas ist in der Regel eine Sofortdiagnose, die von Laien und Betroffenen selbst gestellt werden kann. Sie ist nicht gleichzusetzen mit einer anlagebedingten Körperfülle, die im Rahmen der Relation von Körpermasse und Körperlänge bleibt. Diese Form ist nicht zu behandeln. Die Adipositas ist jedoch eine Krankheit. Übergewicht und Adipositas sind in der Bevölkerung epidemisch verbreitet.

> Bei der Adipositas handelt es sich um die übermäßige Vermehrung oder Bildung von Fettgewebe mit allgemeiner Anlagerung und Speicherung von Fett. Sie ist Reflektion einer positiven Energiebilanz. Es besteht somit ein eklatantes Missverhältnis zwischen Energiezufuhr und -verbrauch.

Ein Mensch mit einem Gewicht von 70 kg (bei 178 cm Körperlänge) besteht zum überwiegenden Anteil aus Wasser (etwa 42 kg). Je etwa 12 kg entfallen auf Eiweiß und Fett, 3,5 kg auf Mineralien und 0,5 kg auf Kohlenhydrate (Speicher). Bei der Adipositas ändert sich die Körperzusammensetzung durch Speicherung von Überschussmaterial (Abb. 1). Dieses besteht zu 75 % aus Fett und zu 25 % aus Nichtfettgewebe.

Der Krankheitswert der Adipositas beruht in erster Linie auf dem Risiko für Folgeerkrankungen, das durch eine Vielzahl von wissenschaftlichen Studien belegt wird.

■ **Grundlagen: Adipositas – Volkskrankheit Nr. 1** ■

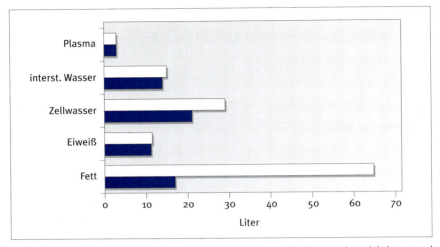

Abb. 1: Verteilung von Wasser, Muskelmasse und Fett bei normalgewichtigen und adipösen Personen (in Prozent). Blaue Säulen: normalgewichtige Personen; weiße Säulen: adipöse Personen.

Einteilung und Schweregrade

Die Einteilung und Klassifikation der Adipositas kann nach verschiedenen Prinzipien erfolgen. Das Gewicht, das nach Berechnung der Versicherungsgesellschaften mit der höchsten Lebenserwartung korreliert, heißt Idealgewicht. Für Männer liegt es um 10 %, für Frauen um 15 % unter der Broca-Zahl. Die Broca-Zahl ist das Ergebnis der Berechnung des Körpersollgewichts aus Körperlänge in cm abzüglich 100; z.B. ergibt sich bei einer Größe von 175 cm weniger 100 ein Körpersollgewicht von 75 kg.

Die Klassifikation der Adipositas erfolgt heute übereinstimmend mit dem Körpermassenindex (KMI). Die internationale Wissenschaftssprache führt diesen Begriff als Body-Mass-Index (BMI). Er wurde vom Belgier Lambert Adophe Jaques Quetelet (1796–1874) erfunden und ist einfach zu errechnen: Das Gewicht (in kg) wird durch die Körpergröße in Metern zum Quadrat dividiert.

Beispiel: Bei einer Körpergröße von 165 cm und einem Gewicht von 135 kg errechnet sich der Body Mass Index wie folgt:

$$\text{BMI} = \frac{135}{1{,}65 \times 1{,}65} = 49{,}6$$

Einteilung und Schweregrade

● Tab. 1: **Klassifikation der Adipositas nach dem Körpermassenindex (BMI = Body-Mass-Index)**

Einteilung	BMI
Normalgewicht	18,5 – 24,9
Übergewicht	25,0 – 29,9
Adipositas Grad I	30,0 – 34,9
Adipositas Grad II	35,0 – 39,9
Adipositas Grad IIII	> 40

Die Klassifikation der einzelnen Stadien ist weltweit einheitlich (Tabelle 1):

> Von morbiditärer oder krankhafter Adipositas wird gesprochen, wenn bereits Folgeschäden des extremen Übergewichtes eingetreten sind.

In jüngster Zeit gibt es jedoch Überlegungen, die operativen Maßnahmen auch bereits früher einzusetzen. Insbesondere bei Diabetikern mit einem BMI von mehr als 32 wird derzeit auch eine frühzeitige chirurgische Intervention nach Versagen der konservativen Behandlungsmaßnahmen diskutiert.

Die Klassifikation der Adipositas ist notwendig, da sich das Krankheits- und Sterblichkeitsrisiko mit dem Grad der Adipositas erhöht.

Eine weitere wichtige Kenngröße ist das Übergewicht (Excess weight), das die Differenz von aktuellem (vor der Operation) Körpergewicht und Idealgewicht darstellt. Der Verlust des Übergewichts (Excess weight loss) ist eine wichtige Größe (Parameter), die das Gewichtsverhalten nach der Operation charakterisiert. Sie wird in der medizinischen Fachwelt als Referenzwert und zur Erfolgsbeurteilung der Behandlungsmaßnahmen angegeben und wird wie folgt berechnet:

$$\text{Übergewichtsabnahme (\%)} = \frac{\text{Gewichtsverlust (kg)}}{\text{Übergewicht (kg)}} \times 100\,\%$$

Besonderheiten bei der Anwendung des BMI im Kindes- und Jugendalter

Im Kindes- und Jugendalter setzt die Prävention ein. Hier sind die Eltern, Kinderärzte, Schulen und Gesundheitsämter gefragt, die entsprechende Probleme erkennen, aufgreifen und behandeln können. Auch für Kinder und Jugendliche wird sowohl von der Childhood Group der International Obesity Task Force (IOTF) als auch von der European Childhood Obesity Group (ECOG) die Anwendung des BMI zur Definition von Übergewicht und Adipositas empfohlen. Für die Beurteilung des individuellen Risikos sind neben dem BMI noch andere Kriterien heranzuziehen.

Der BMI wird im Kindes- und Jugendalter von alters- und geschlechtsspezifischen Besonderheiten beeinflusst. Während des Kindes- und Jugendalters ist eine geringe Rate von Folgeerkrankungen der Adipositas festzustellen und somit gibt es im Gegensatz zu der Situation beim Erwachsenen keine festlegbaren Grenzwerte für das gesundheitsgefährdende Ausmaß der Körperfett-Masse in diesem Altersbereich. Natürlich gibt es aber für dieses Alter BMI-Tabellenwerte, die den Kinderärzten vorliegen.

Erscheinungsbilder und Typen

Eine Adipositas kann sehr verschiedene Erscheinungsbilder haben, die unterschiedliche Gefahren in sich bergen. Neben der Quantität entscheidet auch die Verteilung des Fettgewebes über das gesundheitliche Risiko.

Bei der Beschreibung der Adipositas lassen sich zwei Haupttypen (Abb. 2) unterscheiden:

1. Androide Adipositas: Die Fettverteilung ist auch als Apfelform bezeichnet worden. Die Hauptfettmassen sind am Körperstamm verteilt, besonders in der Bauchregion. Diese Verteilung bedeutet ein deutlich höheres Gesundheitsrisiko, insbesondere in Hinblick auf Erkrankungen der Herzkranzgefäße, Bluthochdruck, Zuckerkrankheit und Gallenblasenleiden.

2. Gynoide Adipositas: Sie wird auch als Birnenform charakterisiert. Hier sind die Fettgewebe an den Oberschenkeln und Hüften besonders stark von der Fettansammlung betroffen. Sie entspricht auch der so genannten »Reithosenfettsucht«.

Erscheinungsbilder und Typen

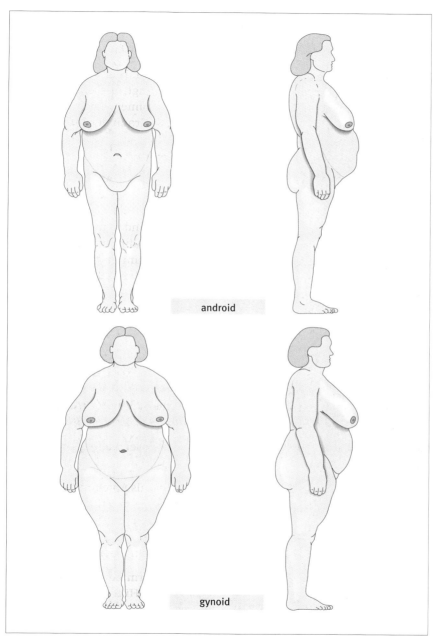

Abb. 2: Androider (Apfelform) und gynoider (Birnenform) Typ der Adipositas.

Es ist möglich, durch Messung von Bauch- und Hüftumfang beide Typen voneinander zu unterscheiden. Mit einem Bandmaß wird in stehender Position der Umfang über dem Nabel (Bauchumfang) und über den Hüften (Hüftumfang) gemessen und aus beiden ein Quotient gebildet. Frauen besitzen infolge ihrer dickeren subkutanen Fettschicht (Unterhautfettgewebe) von vornherein einen nahezu doppelt so hohen Körperfettanteil wie Männer. Während nach dem geschlechtstypischen Verteilungsmuster bei der Frau die Hüft- und Oberschenkelregion als Fettdepot bevorzugt wird, ist der Mann mehr zu Fettanlagerungen im und am Bauch veranlagt. Beträgt der Hüft-Taille-Quotient bei Männern mehr als 1 und bei Frauen mehr als 0,85, so liegt der androide Fettsuchttyp vor. Der Durchschnittswert liegt bei Frauen übrigens bei 0,80. Bei Miss-Wahlen werden dagegen Werte zwischen 0,68 und 0,72 gemessen.

Worin liegt die Bedeutung der Fettverteilung wissenschaftlich begründet? Fettzellen der Bauchregion sprechen empfindlicher und stärker auf Stresshormone (Katecholamine) an als Fettzellen der Oberschenkel- und Hüftregion. Besonders die im Inneren des Bauchraumes im großen Netz gelegenen Fettzellen zeigen eine besondere Ansprechbarkeit. Bei einer Gewichtsreduktion werden diese Speicher zuerst entleert. Dieses Verhalten kann insbesondere bei der Vorbereitung auf eine Operation nutzbar gemacht werden. Gewichtsreduktion durch Fasten, Diät oder durch einen Magenballon gestalten die Bedingungen für eine Operation durch Verringerung der Fettmassen im Bauchraum günstiger.

Zweifellos spielen die Geschlechtshormone bei der Fettgewebsverteilung eine Rolle. Die Behandlung von Männern mit weiblichen Geschlechtshormonen beim Vorsteherdrüsenkrebs oder eine Kastration (Beispiel Eunuchen) verursachen ein weibliches Fettgewebsprofil.

Ein zweiter Aspekt ist die Nutzung des Bauch-Hüft-Quotienten für die Früherkennung eines Diabetes mellitus. Diese Stoffwechselerkrankung entwickelt sich beim androiden Typ wesentlich häufiger als beim gynoiden Typ. Bei diesen Patienten ist also frühzeitig gezielt nach Störungen im Zuckerstoffwechsel zu suchen.

Häufigkeit der Adipositas

Die Weltgesundheitsorganisation (WHO) spricht mittlerweile von einer Adipositas-Epidemie. Weltweit sei die Adipositas das am schnellsten zunehmende Gesundheitsrisiko. Bei einer Weiterentwicklung des derzeitigen Trends, so besagen die Hochrechnungen, wird im Jahre 2040 die Hälfte der erwachsenen Weltbevölkerung einen BMI über 30 kg/m^2 haben und damit adipös sein. Weitere Berechnungen ergeben für die Jahre 1995 bis 2025 einen Anstieg der Folgeerkrankung nicht-insulinabhängiger Diabetes mellitus um etwa 41 % [1].

> In Deutschland ist zurzeit jeder zweite Erwachsene übergewichtig (BMI 25–30) und 20 % der Bevölkerung sind adipös. Erschreckend ist ein Zunehmen dieser Erkrankung im Kinder und Jugendalter. 20 % der Kinder und 33 % der Jugendlichen sind übergewichtig. Zirka 1–2 % der Bewohner Deutschlands sind extrem adipös, 16 % sind adipös und immerhin 40 % können als übergewichtig bezeichnet werden.

Das Problem tritt besonders im Alter zwischen 25 und 55 Jahren auf. Die Tendenz ist dabei insgesamt steigend. Erhebungen konnten eine deutliche Zunahme des Anteils adipöser Frauen (BMI >30) in Deutschland (West) von 16,5 % im Jahre 1985 auf immerhin 19,3 % im Jahre 1990 nachweisen. Insbesondere nimmt derzeit die Zahl der Kinder und Jugendlichen mit Adipositas erschreckend zu.

Die Häufigkeit der Adipositas ist bei Frauen und Männern im Osten höher als im Gebiet der alten Bundesrepublik [24]. Während in Westdeutschland in der Altersgruppe der 60- bis 69-Jährigen »nur« 30 % der Frauen eine Adipositas aufweisen, sind es in den neuen Bundesländern fast 50 %. Im internationalen Vergleich gehört die Bundesrepublik Deutschland zu den Ländern mit sehr hoher Prävalenz (Häufigkeit) der Adipositas, mit allgemein steigender Tendenz.

Blickt man auf andere Länder, so zeichnen sich kontinentale Unterschiede ab (Abb. 3). Die nordeuropäischen Länder (Schweden, Norwegen, Dänemark, Finnland und Island) liegen mit einer Häufigkeit (BMI >30, Altersgruppe 40–60 Jahre) von 10 % bei Männern und 15 % bei Frauen günstiger als Westeuropa (Belgien, Frankreich, Deutschland, Niederlande, Großbritannien), wo im Mittel Werte von 13 % für Männer und 16 % für Frauen angegeben werden. Im Mittelmeerraum erhöht sich die Häufigkeit auf 16 % für Männer

■ Grundlagen: Adipositas – Volkskrankheit Nr. 1 ■

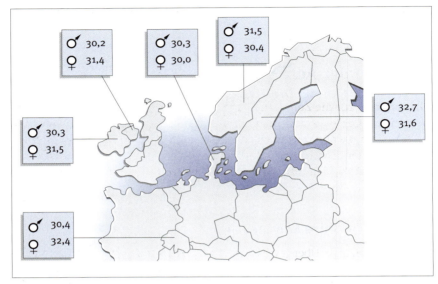

Abb. 3: Prozentuale Verteilung der Adipositas in verschiedenen Ländern Europas.

und 30 % für Frauen. Ähnlich ist die Situation in Osteuropa (18 % Männer, 30 % Frauen).

In den USA wird die Adipositas für eine nationale Krise des Gesundheitssystems verantwortlich gemacht [1]. Die letzte nationale Erhebung hat nachweisen können, dass sich der Anteil von Personen mit einem Körpergewicht von über 20 % über dem Idealgewicht drastisch zugenommen hat. Er beträgt danach bei Männern 31 % und bei Frauen 35 %. Insgesamt sind in den USA über 58 Mio. Menschen adipös. Unterschiede gibt es hier zwischen weißen (Männer: 15 %, Frauen: 18 %) und nicht-weißen US-Bürgern (Männer: 20 %, Frauen: 37 %). Im Jahre 2001 wurden in den USA insgesamt 45 000 Operationen wegen Adipositas durchgeführt. Für 2002 werden bereits 55 000 Eingriffe und im Jahre 2006 das Erreichen der 100 000er-Grenze erwartet.

Die mit direkten Folgeerkrankungen der Adipositas (Bluthochdruck, Typ-2-Zuckerkrankheit, mechanischen Gelenkerkrankungen, fettstoffwechselbedingten Herzerkrankungen, Schlafapnoe) einhergehenden Formen der so genannten »morbiditären Adipositas« betreffen mehr als 2 % der amerikanischen Männer und 6 % der Frauen. Die Gesamtkosten der durch Übergewicht bedingten Erkrankungen werden allein in den USA auf 68,8 Mrd. US-Dollar geschätzt [38]. Der Einfluss erblicher Faktoren und unterschiedlicher

Lebensweisen wurde durch Untersuchungen auf den pazifischen Inseln deutlich [52].

Ursachen der Adipositas

Die Ursachen für die Zunahme der Adipositas in der Bevölkerung sind vielgestaltig. Außer Bewegungsmangel, abnehmender körperlicher Fitness, veränderten Essgewohnheiten wie »Fastfood«, Wegfall regelmäßiger Mahlzeiten, fettreicher Ernährung und Alkoholkonsum spielen bei der Entstehung von Übergewicht und Adipositas eine Reihe weiterer Einflussfaktoren eine bedeutende Rolle.

Langfristig positive Energiebilanz

Grundsätzlich sind Übergewicht und Adipositas die Folge einer langfristig positiven Energiebilanz. Entwicklungsgeschichtlich hat sich in unserem Erbgut über Millionen von Jahren die Fähigkeit herausgebildet, bei jeder passenden Gelegenheit Energiereserven anzulegen, um Hungerphasen gut überstehen zu können. Die höheren Lebewesen haben sich dabei von einer pausenlosen kontinuierlichen Nahrungsaufnahme unabhängig gemacht. In guten Zeiten kann, wenn die Nahrungszufuhr nicht streng an den Verbrauch angepasst wird, dieser Schutzmechanismus negative Auswirkungen haben. Eine Nahrungsaufnahme, die den Verbrauch auch nur um 2 % für längere Zeit übersteigt, kann bereits zu einer erheblichen und stetigen Gewichtszunahme führen. Zunächst resultiert hieraus ein Übergewicht und selten sofort eine Adipositas. Das alleinige Überschreiten der Energiezufuhr um 190 kcal über einen Zeitraum von 10 Jahren führt zunächst zu einer Gewichtszunahme von 14,5 kg. Wird die Zufuhr nicht weiter erhöht, stabilisiert sich das Gewicht durch den nunmehr gestiegenen zusätzlichen Energieaufwand auf höherem Niveau. Ein Übergewicht von 10 kg bedeutet, dass etwa 70 000 kcal zusätzlich gespeichert sind. Nimmt ein Mensch täglich nur 10 g tierisches Fett (etwa 90 kcal) oberhalb seines Bedarfs auf, so wird hieraus körpereigenes Fett angesetzt. Rechnet man mit einer Verdaulichkeit von 95 %, so würden von der überschüssigen Energie etwa 86 kcal resorbiert und bei einer 90 %igen Verwertung des resorbierten Fettes 77 kcal als körpereigenes Fett angesetzt werden. Diese 77 kcal entsprechen etwa 8 g Körperfett.

Würde diese zusätzliche Fettmenge von 10 g täglich oberhalb des Bedarfs aufgenommen werden, so wären in einem Jahr etwa 3 kg Fettansatz zu verzeichnen. Über einen Zeitraum von 10 Jahren hätte die betreffende Person ihre Körpermasse um 30 kg vermehrt. Der gleiche Effekt kann auch mit einer nur geringgradig erhöhten Aufnahme von Kohlenhydraten (Zuckern) erreicht werden. Dies würde beispielsweise der täglichen Aufnahme von nur 20 g Blätterteigkuchen oberhalb des Energiebedarfs entsprechen.

> Groß sind die Gefahren durch regelmäßige Alkoholzufuhr. Aufgrund der exzellenten energetischen Verwertungsrate von Ethylalkohol reicht auch die wöchentliche Einnahme von 100 g Ethylalkohol (oberhalb des energetischen Bedarfs) aus, um in 10 Jahren 30 kg Körpermasse zusätzlich in Form von Körperfett anzusetzen.

Ist einmal eine Gewichtszunahme erfolgt, so sind spontane Gewichtsverluste ohne zusätzliche Erkrankung beim Erwachsenen selten und ungewöhnlich. Werden mühsam 10 kg »abgespeckt«, so würde bei einer normalen Ernährung, die dem tatsächlichen täglichen Bedarf entspricht, sofort wieder ein Anstieg folgen. Um den Verlust von 10 kg zu halten, ist eine dauerhafte Minusbilanz von 300 kcal/Tag im Vergleich zum adipösen Zustand erforderlich [34]. Um ein Fettdepot von 30 kg wieder abzubauen, müsste der Betreffende bei gleich bleibender Ernährung, die seinem Ruhebedarf entspricht, beispielsweise einen Fußmarsch von 5000 km zurücklegen. Allein diese wissenschaftlich untermauerten Erkenntnisse verdeutlichen das Dilemma, vor dem viele Patienten stehen.

Bei der Entwicklung der Adipositas geht es jedoch um weitaus größere Fehlbilanzen. Erbliche Ursachen spielen in vielen, jedoch bei weitem nicht in allen Fällen der Adipositas eine Rolle. Schätzungen auf der Grundlage von Familienuntersuchungen, Zwillingsexperimenten und Adoptionsstudien gehen davon aus, dass zwischen 25 % und 70 % der Gewichtszunahme genetisch bedingt ist, d.h. vererbt wurde [6, 56].

Genetische Faktoren

Genetische Faktoren spielen für die Entstehung von Adipositas eine bedeutende Rolle. Mit Hilfe von Zwillings-, Adoptions- und Familienstudien konnte nachgewiesen werden, dass ein Großteil der interindividuellen Unterschiede des BMI erblich bedingt ist [6]. Studien ergaben, dass 60 % – 80 % der BMI-Veränderlichkeit genetisch bedingt ist. Fast immer kann das adipöse Erscheinungsbild als das Resultat einer Wechselwirkung vorherbestimmender Erbanlagen mit Umweltfaktoren wie hyperkalorischer, fettreicher Ernährung und Bewegungsmangel interpretiert werden. Solche Erbanlagen können beispielsweise mit einer vermehrten Nahrungsaufnahme, einem verminderten Energieumsatz oder einer bevorzugten Energiespeicherung in Form von Fett verbunden sein. Diese Eigenschaften stellten in Zeiten begrenzter Nahrungsressourcen und somit während des größten Teils der menschlichen Evolution (Entwicklung) einen Selektionsvorteil dar und konnten so genetisch fixiert werden. Erst in der heutigen Zeit mit einer in einigen Regionen der Erde fast unbegrenzten Nahrungsversorgung erweisen sich die gleichen Erbanlagen als ungünstig für Gesundheit und Überleben.

Die Tatsache, dass zahlreiche verschiedene Gene das Körpergewicht und die Entstehung von Adipositas beeinflussen, macht ihre Identifizierung sehr schwierig. Diese durch viele Gene bedingte Art der Vererbung ähnelt der genetischen Konstellation bei anderen Komponenten des metabolischen Syndroms wie Diabetes mellitus Typ 2, Dyslipoproteinämie (herabgesetzter Lipoproteingehalt des Blutes) und arterieller Bluthochdruck. Die systematische Untersuchung des gesamten menschlichen Erbguts bei betroffenen Geschwisterpaaren könnte eine viel versprechende Möglichkeit sein, wichtige chromosomale Regionen mit den an der Entstehung von Adipositas beteiligten Genen zu identifizieren.

Das Alter

Das Alter als allgemeiner demographischer Faktor lässt bereits allein das Gewicht bei Männern bis zum 55. Lebensjahr und bei Frauen bis zum 70. Lebensjahr ansteigen. Der biologische Faktor des Klimakteriums (hormonelle Umstellung mit Aussetzen der Regelblutung) verursacht bei Frauen über 50 eine Häufung von Übergewichtigkeit. Mit steigender Zahl der geborenen Kinder erhöht sich zudem die Wahrscheinlichkeit eines Übergewichts bei Müttern. Ebenso übt der Familienstand einen Einfluss aus. Das Körpergewicht steigt gewöhnlich nach der Hochzeit an [53]. In Europa haben zumindest Personen mit einem niedrigeren Bildungsniveau und niedrigem Einkommen eine höhere Prävalenz (Häufigkeit) von Übergewicht. Alle diese in epidemiologischen Studien erhobenen Einflussgrößen reichen in der Regel zur Entwicklung einer extremen Adipositas allein nicht aus.

Psychische Ursachen

Es gibt nämlich auch psychische Ursachen der Adipositas. Die Gründe für das Entstehen einer Adipositas sind hierbei individuell verschieden und müssen ermittelt werden. Somit muss zwangsläufig auch die Behandlung für den Einzelnen unterschiedlich festgelegt werden. Dies ist ein Grund für das Scheitern groß angelegter Therapieprogramme mit alleinigem verhaltenstherapeutischem Ansatz und kalorien- und fettreduzierter Ernährung.

Psychische Ursachen der Adipositas können sein:

- Störung des Selbstwertgefühls
- Mangelnde Selbstkontrolle
- Mangel an Zuwendung und Liebe
- Hyperphagie-Syndrom (Essanfall-Syndrom)
- Störung des Körperschemas (Body Image)
- Störung des Sättigungsgefühls

Es ist sehr schwer, zwischen primären und sekundären psychischen Erkrankungen bei Adipositas zu unterscheiden, da bei einer bestehenden Erkrankung ein Circulus vitiosus (Teufelskreis) besteht (Abb. 4). Die Erkrankung

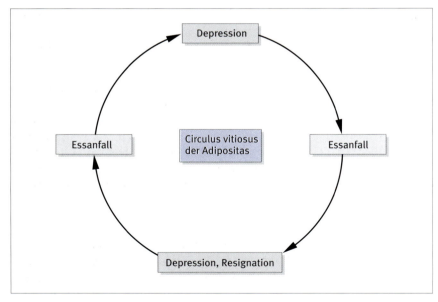

Abb. 4: Circulus vitiosus der Adipositas.

führt zu einer depressiven Reaktion, die mit Hyperphagie (Essanfall) beantwortet wird, was wiederum zur Depression und Resignation führt. So kann eine Traumatisierung oder ein Konflikt zu einer Adipositas führen, es kann aber auch eine bestehende Adipositas durch einen Schicksalsschlag verstärkt werden oder die Adipositas kann unabhängig von einer psychischen Krankheit bestehen.

Üblicherweise beginnt eine psychische Erkrankung in phasentypischen Schwellensituationen. Diese sind die frühkindlichen psychischen Entwicklungsphasen (oral, anal, ödipal, genital), Latenz, Pubertät und Adoleszenz. Frühe, tief greifende Störungen nehmen ihren Anfang in den ersten drei Lebensjahren. Die daraus resultierende Persönlichkeit ist psychotisch oder auf dem Borderline-Niveau organisiert. Diese Art der Persönlichkeitsorganisation hat weitere schwerwiegende Folgen. Die natürlichen psychischen Entwicklungsschritte können nicht angemessen bewältigt werden und somit entstehen Verhaltensauffälligkeiten, Beziehungsstörungen und Schwierigkeiten im Lösen von anfallenden Konflikten. Daraus resultieren die psychotischen Erkrankungen, schwere Depressionen, narzisstische und psychosomatische Störungen. Die Folge kann auch ein gestörtes Essverhalten sein. Liegt eine der beschriebenen Persönlichkeitsstörungen vor, ist natürlich auch die Möglichkeit von Konfliktlösungen und die Krankheitseinsicht eingeschränkt und damit die Behandlungsmöglichkeit der Adipositas. Diese Patienten müssen zuerst psychotherapeutisch behandelt werden, um mit ihnen eine langfristige Adipositastherapie durchführen zu können.

Beim Vorliegen einer psychosomatischen Erkrankung im eigentlichen Sinne, also einer psychisch verursachten Erkrankung, besteht eine »zweizeitige Verdrängung«. Dies bedeutet, dass nicht nur der verursachende Konflikt und der damit verbundene Affekt verdrängt wurden, sondern dass dieser Komplex zusätzlich auf eine körperliche Ebene verschoben wurde. Sinn dieses komplizierten Abwehrmechanismus ist es, die Psyche vor unerträglichen Erinnerungen und Gefühlen zu schützen. Dieser Schutz ist notwendig. Er kann nicht einfach beseitigt oder aufgehoben werden, ohne einen alternativen Schutz zur Verfügung zu stellen.

Vergleichen wir den Organismus mit einer Burg, die durch eine Mauer und einen Wassergraben geschützt ist. Sind diese Abwehranlagen stabil und halten feindlichen Angriffen stand, kann sich innerhalb dieser Mauern ein gesunder, starker, kreativer und lebensfroher Organismus entwickeln. Freunde können über die Zugbrücke eingelassen werden, ein intellektueller und emotionaler Austausch kann stattfinden, der Organismus entwickelt sich weiter. Doch, was geschieht, wenn diese Burg in ihrer Aufbau- und Entwicklungsphase angegriffen oder gar zerstört wurde? Dies nennt man Traumatisierung. Es müssen eine höhere, dickere Mauer, ein breiterer Wassergraben und vielleicht eine zweite Mauer errichtet werden, um zukünftigen Angriffen standzuhalten. Zusätzlich ist das Misstrauen gegenüber dem Fremden und Neuen größer. Die Zugbrücke wird selten oder gar nicht mehr heruntergelassen. Eine Weiterentwicklung ist somit erschwert oder gar unmöglich.

Menschen, die eine solche Abwehranlage errichtet haben, sind schwer zugänglich und verschlossen. Sie bauen auf ihre selbstentworfene Abwehr, die sie lange geschützt hat. Sie vertrauen auf keine Zusagen, die eine Verbesserung versprechen, sei es auf der organischen oder psychosozialen Ebene. So kann die von Seiten des Arztes gewünschte und notwendige Öffnung nicht erfolgen; ein Arbeitsbündnis kann nicht entstehen und damit auch keine Therapie stattfinden. Versuche abzunehmen, was unbewusst den Abbau der inneren Festungsanlage bedeutet, müssen deshalb scheitern. Typische Sätze, die in diesem Zusammenhang fallen, sind: »Ich esse überhaupt nicht viel.« oder »Ich nehme während der Diät überhaupt nicht ab.« und »Probleme habe ich keine, ich bin nur zu dick.«

Hier führt das Nachfragen oder die Anfertigung eines Ernährungsprotokolls zur Klärung der wahren Ursachen des Übergewichts. Wird nämlich die zu hohe Energiezufuhr bewusst, wird oft der Grund dafür genannt. Es sind Sorgen, Belastungen, Probleme, Konflikte, die nicht gelöst oder abgeschlossen werden können. Schokolade, Süßes oder auch die Wurst oder der Käse dienen als kurzfristiger Seelentröster.

Essverhaltensstörungen

> Bei den meisten adipösen Personen mit einem Körpermassenindex von über 40 sind Essverhaltensstörungen auszumachen. Fehlendes Sättigungsgefühl, die Unfähigkeit bei sich abzeichnender Sättigung mit dem Essen aufzuhören, das Essen aus Frust und aus Lust in unbändigem Maße oder dauerhaft (Chips, Salzstangen u.a.m.) sind die wesentlichen Ursachen.

Dazu kommt oftmals eine fehlende oder unzureichende körperliche Aktivität. Während Magersüchtige, die aufgrund einer psychosomatischen Erkrankung wie beispielsweise der Anorexia nervosa (Pubertätsmagersucht) oder der Bulimie (Ess-Brech-Sucht) einen drastischen Gewichtsverlust zu verzeichnen haben, körperlich meist sehr aktiv sind, keine Rolltreppen, Fahrstühle oder teilweise keine öffentlichen Verkehrsmittel benutzen, verhalten sich Adipöse entgegengesetzt. Als Extrembeispiel zur Veranschaulichung: Während die Magersüchtige vor dem Fernseher kniet und strickt, sitzt die Adipöse und isst.

Das Essverhalten dieser gegensätzlichen Patientengruppen ist wie ihr Gewicht völlig konträr. Während der magersüchtige Patient seine Mahlzeit genau vorbereitet, sie »zelebriert« und genau festgelegte Mengen zu sich nimmt, isst der Adipöse in der Regel so lange, bis er satt ist. Das Ganze vollzieht sich extrem schnell, sodass ein Sättigungsgefühl nicht eintreten kann. Es stellt sich viel später, d. h. meist zu spät ein. Dabei werden auch die Mahlzeiten nicht portioniert oder eingeteilt. Im Endergebnis werden alle Fettdepots maximal ausgelastet, denn der aktuelle Tagesbedarf wurde längst überschritten.

Sind die Fettdepots einmal gefüllt, ist es aus eigener Kraft fast nicht mehr möglich, diese großen Depots abzubauen. Das Einschreiten der Psychotherapie hat bei diesen Essverhaltensstörungen bei der überwiegenden Mehrzahl der Fälle versagt. Es bleibt nur noch die letzte Möglichkeit: der operative Einbau einer »Essbremse«, die bereits nach kleinen Portionen eine Sättigung und damit Wohlbefinden signalisiert.

Die Möglichkeit der Beeinflussung des Appetit- und Sättigungszentrums in der Hirnanhangdrüse ist nicht gegeben. Es sind jedoch intensive Untersuchungen im Gange, um die Übertragungsstoffe, die die Signale wie Appetit und Sättigung überbringen, zu isolieren und für die Behandlung nutzbar zu machen.

Folgeerkrankungen des Übergewichts

Eine Vielzahl wissenschaftlicher Studien hat die erhöhte Rate von Folgeerkrankungen (Morbidität) und Sterblichkeit (Mortalität) adipöser Menschen dokumentieren können (Abb. 5).

Das Auftreten von Folgeerkrankungen der Adipositas zeigte eine enge Beziehung zum Ausmaß des Körpergewichts, der Dauer des Übergewichts und dem Fettverteilungsmuster. Zur Erfassung der Fettverteilung und damit auch des Risikos für so genannte Adipositas-assoziierte Erkrankungen wird neuerdings auch die alleinige Messung des Taillenumfangs eingesetzt [33] (Tabelle 2):

● **Tab. 2: Geschlechtsspezifische Grenzwerte des Taillenumfangs als Grad des Risikos für Folgeerkrankungen der Adipositas**

	Erhöhtes Risiko	Deutlich erhöhtes Risiko
Männer	> 94 cm	> 102 cm
Frauen	> 80 cm	> 88 cm

Herz-Kreislauf-Erkrankungen

Allgemein bekannt ist das Ansteigen von Risikofaktoren für die Erkrankung der Herzkranzgefäße. Als chronische Erkrankung weist die Adipositas eine Reihe von Gemeinsamkeiten mit dem Bluthochdruck und erhöhten Cholesterinwerten im Blut auf. In der Abb. 5 wurde das relative Sterblichkeitsrisiko in Abhängigkeit vom Schweregrad der genannten Erkrankungen grafisch dargestellt. Bewertet man allein die Kategorie »mäßiges Risiko«, so zeigt sich, dass bereits die alleinige Erhöhung nur einer der drei Variablen (veränderlichen Größen) mit einem deutlichen Anstieg des Sterblichkeitsrisikos einhergeht.

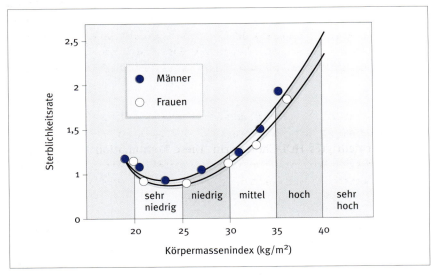

Abb. 5: Relatives Sterblichkeitsrisiko und Risikofaktoren.

Bluthochdruck (Hypertonie)

Der Zusammenhang zwischen Adipositas und Bluthochdruck ist seit langem bekannt und wissenschaftlich gut untersucht. Das Risiko, an einem Hochdruckleiden zu erkranken, steigt mit dem Ausmaß und der Dauer des Übergewichts. Das ist besonders bei Frauen ausgeprägt. Es ist gegenüber normalgewichtigen Personen um den Faktor 2,9 erhöht [59]. Liegt die Adipositas schon in jungen Jahren vor, so erhöht sich das Risiko um den Faktor 5,6. Bluthochdruck ist wiederum an der Entwicklung von Gefäßerkrankungen beteiligt. Da sich bei der Adipositas oftmals mehrere negative Einflussfaktoren auf das Gefäßsystem (Hochdruck, erhöhte Blutfettwerte, Zuckerkrankheit u. a.) in ihrer Wirkung bündeln, wird die Gefahr der Entwicklung von Gefäßerkrankungen besonders groß.

Stoffwechselstörungen

Diabetes mellitus (Zuckerkrankheit)

Das Risiko, an Diabetes mellitus zu erkranken, steigt mit zunehmendem Übergewicht erwiesenermaßen an. Es handelt sich dabei um einen Diabetes mellitus Typ 2. Die Wechselwirkung wird allein dadurch deutlich, dass 80 % aller Diabetiker vom Typ 2 adipös sind.

In einer wissenschaftlichen Studie (Nurses Health Study) [10] konnte gezeigt werden, dass der Diabetes vom Typ 2 innerhalb von 8 Jahren bei Frauen mit einem BMI zwischen 31 und 33 etwa 30-mal häufiger als bei normalgewichtigen Frauen auftritt. Bei einem BMI von über 35 steigt die Wahrscheinlichkeit, an Diabetes zu erkranken, sogar auf das 60fache an. Wiederum sind Personen mit einer stammbetonten Adipositas (androide Form) besonders gefährdet.

Erhöhung der Blutfette

Bei der Adipositas findet sich häufig eine Erhöhung der Triglyceride. In Kombination mit der Erhöhung dieser Blutfette findet sich ein erniedrigtes HDL-Cholesterin. Diese Kombination begünstigt die Entwicklung der Arteriosklerose (umgangssprachlich Arterienverkalkung). Besonders bei einer Fettansammlung im Bauchraum sind solche ungünstigen Konstellationen häufiger zu beobachten.

Erhöhung der Harnsäure im Blut und Gicht

Die Erhöhung der Harnsäure im Blut ist bei adipösen Personen deutlich häufiger anzutreffen als bei normalgewichtigen Personen. Diese Stoffwechselveränderung kann zu Gicht führen, was seit altersher bekannt ist. Ein Fettverteilungsmuster, bei dem besonders der Körperstamm betroffen ist, erhöht insbesondere bei Frauen das Risiko einer Gichterkrankung.

Erkrankungen des Stütz- und Bewegungsapparates

Die Einschränkungen der Beweglichkeit durch Erkrankungen des Stütz- und Bewegungsapparates sind häufige Beschwerden, die die Lebensqualität der Patienten zum Teil erheblich beeinträchtigen. Die Adipositas bedingt eine Mehrbelastung der Gelenke und des Skeletts. Arthrosen der großen Gelenke der unteren Extremitäten (Gelenkverschleißerscheinungen) und Lumboischialgien (Bandscheibenerkrankungen) zählen daher zu häufigen Folgeerkrankungen. Neben dem Grad der Adipositas sind Erkrankungsdauer und Manifestationsalter wesentliche Faktoren, die eine Einschränkung der körperlichen Beweglichkeit beeinflussen [69].

Psychische Störungen

Meist sind es depressive Störungen, die bei den nach außen oft übertrieben fröhlichen Adipösen zu beobachten sind. Oftmals ist das Übergewicht zuerst da und begünstigt die Entstehung depressiver Zustände. Seltener ist es umgekehrt, denn nicht jedem schlagen seelische Belastungen auf den Magen. Der Begriff »Kummerspeck« hat aber vielfach seine Berechtigung.

Interessanterweise konnte in Schweden in einer wissenschaftlichen Studie nachgewiesen werden, dass nach erfolgreicher operativer Behandlung der Adipositas die depressiven Störungen verschwanden oder deutlich geringer wurden. Auch fünf Jahre nach der Gewichtsabnahme war dieser positive Effekt immer noch nachweisbar. Besonders häufig sind Adipöse von depressiven Störungen betroffen, wenn sie aus gehobenen sozialen Schichten mit höherem Bildungsniveau und Einkommen stammen [49].

Krebsentstehung

Weniger bekannt ist, dass auch bösartige Erkrankungen der Gebärmutter (Endometrium), des Gebärmutterhalses (Zervix), der Eierstöcke, des Dickdarms, der Vorsteherdrüse beim Mann (Prostata) und möglicherweise auch der Brustdrüsen (Mammae) bei Frauen zunehmen.

Eine Untersuchung der Amerikanischen Krebsgesellschaft hat 750 000 Männer und Frauen über 12 Jahre beobachtet. Sie fand heraus, dass das Risiko, an bösartigen Erkrankungen zu sterben, bei adipösen Frauen um

● **Tab. 3: Erhöhtes Krebsrisiko bei Adipositas**

Hormonabhängig	Hormonunabhängig
Endometrium (Gebärmutterschleimhaut)	Dickdarm
Ovarien (Eierstöcke)	Mastdarm
Mammae (Brustdrüsen)	Gallenblase
Zervix (Gebärmutterhals)	Bauchspeicheldrüse
Prostata (Vorsteherdrüse)	Leber
	Niere

den Faktor 1,55 und bei adipösen Männern um den Faktor 1,33 höher lag. Besonders auffällig war die Häufung beim androiden Fettsuchttyp (siehe Abschnitt »Erscheinungsbilder und Typen«), sodass offenbar der hormonelle Einfluss eine Rolle spielt. Tabelle 3 stellt die in Studien beobachtete Krebshäufung dar. Auch bei bösartigen Erkrankungen des Verdauungstraktes, beispielsweise dem Gallenblasenkarzinom, gibt es eine gesicherte Zunahme mit steigendem Köpergewicht [34]. Es ist dabei jedoch bislang weiterhin ungeklärt, ob das gehäufte Auftreten von Darm- und Brustkrebs auf die fettreiche und ballaststoffarme Ernährung Adipöser oder auf die Übergewichtigkeit allein zurückgeführt werden kann. Interessanterweise kann verstärkte körperliche Aktivität bei Männern das Risiko für Dickdarmkarzinome senken. Bei Frauen war dieser Effekt nicht so deutlich nachweisbar.

Lungenkomplikationen

Die Leistungsschwäche der Lungen und das plötzliche unerklärbare Herzversagen treten bei fettsüchtigen Personen deutlich häufiger auf als in der normalgewichtigen Bevölkerung. Adipositas kann zweifellos die Lungenfunktion einschränken. Die Folge ist eine so genannte Dyspnoe, d. h. »außer Atem kommen« bereits in Ruhe oder bei geringster Belastung. Besonders gefährlich ist die »Schlafapnoe«. Hier setzt die Atmung, meist verbunden mit starkem Schnarchen, für längere Zeiträume aus. Der Patient atmet für Minuten nicht mehr, nimmt keinen Sauerstoff auf und gibt kein Kohlendioxid ab. Diese Situation kann, wenn der Atemreiz nicht sofort wieder zu einem Einsetzen der Atmung führt, für den Patienten bedrohlich werden.

Ein klassisches Beispiel ist das Pickwick-Syndrom. Die Bezeichnung bezieht sich auf die Romanfigur »Little Joe« in Charles Dickens Roman »Die Pickwickier«. Es ist zum Synonym für das kardiopulmonale (Kreislauf und Atemwege zugleich betreffende) Syndrom der Adipösen geworden. Die nächtlichen Atemstillstände (Apnoe) nehmen nicht nur dem Schlaf seinen Erholungseffekt, sondern schädigen Lungenkreislauf und Herz. Bei monotonen Geräuschen, aber auch bei Ruhe kommt es bei diesen extrem Übergewichtigen zu zwanghaften Schlafzuständen und zu insgesamt verlängertem Nachtschlaf. Die Patienten können sich entgegen ihrem Willen nicht mehr wach halten und schlafen tief ein. Gleichzeitig besteht eine Vermehrung der roten Blutkörperchen im Blut (Polyglobulie) und ein Hochdruck im kleinen Lungenkreislauf (pulmonale Hypertonie), der zu einer Rechtsherzbelastung führt. Erstaunlicherweise bildet sich dieses Syndrom bei einer Reduktion der Körpermasse wieder zurück.

Hormonelle Störungen

Fettzellen sind nicht nur Ansprechpartner für Hormone als körpereigene Steuersignale, sondern sie können selbst welche produzieren. Besonders auffällig sind veränderte Hormonspiegel bei Patienten mit zentralem Fettverteilungsmuster.

Die wichtigsten hormonellen Störungen bei Adipositas sind:

- erhöhte Produktion von Kortison (Nebennierenrindenhormon),
- Insulinresistenz (die Ansprechbarkeit von Insulin in und an den Zellen ist vermindert),
- erhöhtes freies Testosteron (männliches Geschlechtshormon) bei erniedrigtem geschlechtshormonbindenden Globulin (SHBG) bei Frauen,
- erniedrigte Progesteronspiegel bei Frauen,
- erniedrigte Testosteronspiegel bei Männern (Ausbildung weiblicher Geschlechtsmerkmale (z.B. Vergrößerung der Brustdrüsen, Behaarungstyp, höhere Stimmlage),
- erniedrigter Wachstumshormonspiegel.

Das Wechselspiel der für die Reproduktion (Fortpflanzung) wichtigen Hormone ist vor allem bei androidem Fettverteilungsmuster gestört. Das Syndrom der polyzystischen Eierstöcke, die häufigste endokrine Ursache der Fortpflanzungsunfähigkeit, ist häufig mit einer Adipositas verbunden [14]. Die hormonellen Störungen und Zyklusunregelmäßigkeiten adipöser Frauen mit polyzystischen Eierstöcken werden durch weitere Gewichtszunahme verschlechtert und durch Gewichtsabnahme zumindest teilweise gebessert. Im eigenen Krankengut wurden immerhin 48 Frauen, die vorher glaubten, aus verschiedenen Gründen im fortpflanzungsfähigen Alter auch ohne Kontrazeption nicht mehr schwanger werden zu können, nach einer erfolgreichen Gewichtsreduktion schwanger.

Erkrankungen der Gallenblase

Die Wahrscheinlichkeit von Gallenblasenerkrankungen steigt, wie eine Studie vermuten lässt [38], bereits bei geringem Übergewicht. Bei Adipositas gibt die Leber weitaus mehr Cholesterin über die Galle ab, woraus sich eine Neigung zur Cholesterinsteinbildung ergibt. Diese Steinbildung wird besonders dann begünstigt, wenn unzureichend getrunken wird. Bedeutsam ist in diesem Zusammenhang, dass die medikamentöse Auflösung von Cholesterinsteinen der Gallenblase bei übergewichtigen Patienten deutlich langwieriger und in einem höheren Prozentsatz vergeblich ist als bei normalgewichtigen Patienten.

Es muss an dieser Stelle bereits darauf hingewiesen werden, dass bei der Erwägung einer chirurgischen Behandlung der Adipositas die Entfernung der Gallenblase beim Steinleiden während eines operativen Eingriffs gleichzeitig erfolgen kann. Liegen keine Steine vor, so muss in der Phase der Gewichtsreduktion mit einer verstärkten Steinbildung in der Gallenblase gerechnet werden.

Psychosoziale Komponente

Der Anteil frühpensionierter Personen ist bei Adipösen deutlich größer als in der übrigen Bevölkerung. Die psychischen Probleme dieser Patientengruppen werden meist unterschätzt. In der westlich orientierten Welt werden Adipöse vielfach mit einem negativen Image versehen. Sie erleben daher häufiger Diskriminierungen im persönlichen und beruflichen Leben. Der berufliche Werdegang wird ebenfalls negativ beeinflusst. Es ist mit Zahlen belegt worden, dass übergewichtige Frauen in England und in den USA im gleichen Beruf wesentlich weniger verdienen als normalgewichtige oder schlanke Frauen [20]. Es gibt sogar Vorbehalte in der medizinischen Betreuung gegenüber Adipösen. Viele Ärzte haben kein Interesse an der Behandlung der Adipositas. Sie befürchten eine unzureichende Mitarbeit und die Selbstverschuldung des Patienten; eine Einstellung, die sich bis in die Krankenkassen fortsetzt. Diese Erfahrung können mitunter Patientinnen und Patienten machen, die wegen Kostenbewilligungen von Maßnahmen zur Gewichtsreduktion vorstellig werden.

> Die Gewichtsabnahme kann bei adipösen Patienten vielfach die aufgetretenen Folgeerkrankungen und die psychosozialen Probleme rückgängig machen oder abschwächen. Daher muss alles Mögliche getan werden, um die Körpermasse der Patienten wieder zu normalisieren.

Verlauf und Prognose

Mit zunehmendem Übergewicht steigt das Sterblichkeitsrisiko deutlich an. Adipositas ist zum überwiegenden Teil als chronisch, d.h. dauernd bestehend, zu bezeichnen. Optimistische Studien zeigen nach verschiedensten Behandlungsversuchen nur eine 5-Jahres-Ausheilungsrate von weniger als 10%. Das bedeutet, dass nach der Entwicklung einer Adipositas diese in der Regel bestehen bleibt und langfristig die Lebenserwartung negativ beeinflusst. Die Heilungschancen sind bei langfristig bestehender Adipositas mit konservativen Maßnahmen (Diät, Bewegungs- und Verhaltenstherapie) leider nach wie vor gering. Bei einem Verlust von mehr als 50% des Überschussgewichtes, wie es nach einer operativen Behandlung zu erwarten ist, lässt sich jedoch eine Reihe von positiven Effekten auf die Begleiterkrankungen nachweisen.

Die Zuckerkrankheit (Diabetes mellitus Typ 2), die durch das Übergewicht hervorgerufen wurde, verschwindet bei etwa 90% der Patienten nach einer erfolgreichen Reduktion des Gewichtes. Eine Reduktion der Medikamentengabe zur Blutdrucksenkung tritt bei nahezu allen Patienten ein. Die erhöhten Blutspiegelwerte des Gesamtcholesterol und der Triglyceride senken sich wieder. Weiterhin konnten auch Verbesserungen bei einzelnen Herzfunktionen, wie Stärke der linken Herzkammer und ihrer Funktion, nachgewiesen werden. Gleichzeitig normalisieren sich Lungenfunktion und allgemeine Beweglichkeit. Das Verschwinden der obstruktiven Schlafapnoe (siehe Abschnitt »Lungenkomplikationen«) ist bereits nach einem Verlust der ersten 15–20 kg ein gravierender Erfolg [4].

Neben den objektivierbaren Verbesserungen einzelner Krankheiten und Organfunktionen sind für den Patienten die allgemeine und grundlegende Verbesserung der Lebensqualität entscheidend. Psychische Veränderungen verbessern sich nicht nur nachhaltig, sondern sind über kurz oder lang nicht mehr nachweisbar [9].

Jo-Jo-Effekt

Der Jo-Jo-Effekt stellt ein besonderes Problem dar und ist vielen Patienten mit einer länger bestehenden Adipositas bestens bekannt. Er ist dadurch gekennzeichnet, dass Patienten unter strenger Diätführung oder durch Fasten erfolgreich an Gewicht verlieren. Kaum in das normale Ernährungsregime zurückgekehrt, steigt die Gewichtskurve stetig an. Das geschieht auch, ohne dass schwere Entgleisungen in der Essensaufnahme auftreten. Das Ausgangsgewicht wird dabei nach einigen Wochen meist nicht nur wieder erreicht, sondern sogar um einige Kilogramm überschritten. Das Gleiche wiederholt sich mit und nach der nächsten Diätkur. Besonders drastisch empfinden diese Niederlage diejenigen Patienten, die sich mit hohem Einsatz in Klinikkuren mühsam größere Fettdepots herunterhungern. Kaum ins normale Berufs- oder Alltagsleben zurückgekehrt, klettert die Anzeige der Waage nach oben (Abb. 6). Bald wird die Waage nicht mehr betreten. Jede Kur bringt somit über längere Zeiträume eine kontinuierliche Zunahme des Gewichtes mit sich. Die Verzweiflung dieser Patienten ist unermesslich. Es muss an dieser Stelle deutlich darauf hingewiesen werden, dass stetige Veränderungen in der Gewichtskurve, ein ständiges Auf und Ab, mit einem mehrfach höheren Erkrankungs- und Sterblichkeitsrisiko verbunden sind als ein konstantes und gleichbleibendes Übergewicht [1].

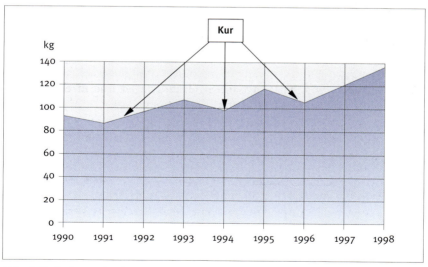

Abb. 6: Typischer Verlauf eines Jo-Jo-Effekts (Gewichtszunahme nach drei Klinikkuren).

Komplikationen durch Adipositas

Die Entwicklung von krankhaften Veränderungen wie der Arteriosklerose (Gefäßverkalkung) ist selbst noch keine Komplikation. Erst wenn der Patient zu Schaden kommt, d.h. wenn er stirbt oder eine Einschränkung seiner körperlichen oder geistigen Leistungsfähigkeit bis hin zur Invalidität erleidet, ist dies als Komplikation zu werten.

Bereits vor 2000 Jahren hat Hippokrates beobachtet, dass plötzliche Todesfälle ohne äußere Gewalteinwirkung bei fettleibigen Personen häufiger auftreten als bei schlanken. In der Framingham-Studie wurde bestätigt, dass der plötzliche Herztod bei Adipositas deutlich häufiger auftritt als in der Normalbevölkerung. Neben der erhöhten Herzarbeitsleistung der Fettsüchtigen ist auch das Risiko ischämischer Herzerkrankungen (Minderdurchblutung der Herzkranzgefäße) erhöht. Dazu tragen Bluthochdruck, Erhöhung der Blutfettwerte und die Zuckerkrankheit mit ihren Einflüssen auf die Gefäßveränderungen ganz wesentlich bei. Besonders gefährlich ist die Kombination von Adipositas und Zigarettenrauchen. Übergewichtige Raucher erleiden 3- bis 4-mal häufiger einen Herzinfarkt als normalgewichtige Nichtraucher.

Die enge Wechselbeziehung zwischen Bluthochdruck und Adipositas ist seit langem bekannt. Gelingt es, das Übergewicht nur gering abzubauen, so verändert sich der Blutdruck im systolischen Wert frühzeitig. Viele Patienten benötigen dann weniger Blutdruck senkende Medikamente.

Die Gefahr von Komplikationen nach operativen Eingriffen jeder Art steigt bei der Adipositas sprunghaft an. Die Häufigkeit von Wundheilungsstörungen, Venenentzündungen, Lungenembolien und Lungenentzündungen sind bei adipösen Patienten gegenüber normalgewichtigen Patienten deutlich erhöht.

Unterscheidung der Adipositas von anderen Krankheitsbildern (Differenzialdiagnose)

Die Schilddrüsenunterfunktion (Hypothyreose) ist sehr selten Ursache für eine Adipositas. Die Behandlung mit Schilddrüsenhormonen kann bei diesen Patienten das Krankheitsbild günstig beeinflussen, während sich bei der Adipositas mit normaler Schilddrüsenfunktion nichts ändert.

Morbus Cushing ist eine Erkrankung, bei der durch eine Überproduktion von Nebennierenrindenhormonen die Patienten das äußerliche Bild einer Adipositas ausprägen. Einige chromosomale Störungen (Erbkrankheiten) und Tumoren der Hirnanhangsgebilde können zu Übergewicht und Adipositas führen. Weiterhin kann die Behandlung mit folgenden Medikamenten zur deutlichen Gewichtserhöhung beitragen: trizyklische Antidepressiva (Psychopharmaka), Sulfonylharnstoffe zur Behandlung der Zuckerkrankheit, hormonelle Kontrazeptiva (Antibabypille), Kortisontherapie (Nebennierenrindenhormone) und Valproat zur Behandlung der Epilepsie. Die Aufgabe des Rauchens führt durch Absinken des Grundumsatzes und vermehrte Nahrungsaufnahme auch zu einer Gewichtszunahme, jedoch nicht allein zur Adipositas.

Volkswirtschaftliche Kosten der Adipositas

In vielen Ländern wurden in den letzten Jahren Anstrengungen unternommen, um die Kosten der Adipositas im volkswirtschaftlichen Rahmen zu erfassen. Dabei muss zwischen den direkten Kosten, die sich durch ärztliche Behandlungen, Arzneimittel aus Apotheken, stationären Behandlungen, Kuren und zahnärztlichen Behandlungen ergeben, und den indirekten Kosten durch Folgeerkrankungen der Adipositas unterschieden werden.

Die für Deutschland geschätzten Kosten, die sich allein auf die Diagnose Adipositas beziehen und nicht durch die meist führenden Begleiterkrankungen verursacht wurden, sind in Tabelle 4 zusammengestellt. Für

● **Tab. 4: Kosten durch Adipositas in Deutschland 1993 (in Mio. DM)**

Adipositas	West	Ost
Direkte Kosten		
Ambulante Behandlung	200	–
Arzneien, Heil- u. Hilfsmittel	1	–
Stationäre Behandlung	69	–
Stationäre Kurbehandlung	62	–
Gesamt	332	97
Indirekte Kosten		
Tod	67	17
Arbeitsunfähigkeit	150	44
Invalidität	328	33
Gesamt	328	93
Total	660	190

Deutschland gibt es leider keine neuere komplette Erhebung der Kosten als die aus dem Jahre 1993.

In anderen Ländern liegen umfassendere Untersuchungen vor, die auch direkte und indirekte Folgekosten berücksichtigen. Danach werden in den Niederlanden, Frankreich, den USA, Australien und Schweden zwischen 3 % und 8 % der Gesamtkosten des Gesundheitssystems für die Adipositas und ihre Folgen ausgegeben. Für die Niederlande geht es dabei, wenn man die Kosten für Patienten mit einem BMI von über 25 kg/m^2 hochrechnet, immerhin um die Summe von 1 Milliarde Gulden.

Nicht nur die Adipositas als Krankheit, sondern auch ihre Behandlung verursacht erhebliche Kosten, die in diesen Erhebungen nicht berücksichtigt wurden. Es wird, um Vergleiche anstellen zu können, nötig sein, eine Kosten-Nutzen-Analyse zu erstellen. Als ein wichtiger Maßstab kann hier die Kostenanalyse für jedes verlorene Kilogramm an Körpermasse herangezogen werden. Liebermeister und Ölschläger [36] haben bei Behandlungsende die Gesamtkosten pro Kilogramm Gewichtsabnahme nach stationärer Therapie mit 470 € ermittelt. Für das ambulant durchgeführte Optifast-Programm (Diät) waren 70 € anzusetzen, wobei entsprechend der erneuten Gewichtszunahme die Kosten nach der Wiederaufnahme der Behandlung auf etwa 200 € ansteigen. Untersuchungen über 6 Jahre haben zeigen können, dass die Werte für eine operative Behandlung wesentlich günstiger ausfallen als nach ambulanten konservativen Maßnahmen. Sie betragen zwischen 100 und 50 €. Die Autoren haben daraus die Folgerung abgeleitet, dass operative Verfahren auf lange Sicht kostengünstiger sind. Im Übrigen erscheinen stationäre Reduktionskuren in Deutschland derzeit kaum noch finanzierbar.

Bedeutung der Vorbeugung (Prävention)

Eine Vorbeugung der Adipositas ist heute aus mehreren Gründen unumgänglich. Zum einen ist mit zunehmender Dauer und Ausprägung der Erkrankung ihre Behandlung immer schwieriger. Die Mehrzahl aller Behandlungsformen erzielt zudem keine Langzeiterfolge, sodass die Bilanz der Therapien erfolglos erscheint.

Außerdem gibt es Anzeichen, dass die Folgeerscheinungen der Adipositas möglicherweise auch nach Gewichtsverlust nicht mehr vollständig rückbildungsfähig sind. Die Häufigkeit der Adipositas ist in vielen entwickelten

Bedeutung der Vorbeugung (Prävention)

Industrienationen bereits derart hoch, dass nicht mehr ausreichend Ressourcen in den Gesundheitssystemen vorhanden sind, um allen Betroffenen eine Behandlung anbieten zu können.

Allein aus diesen Gründen erscheint eine Prävention des Übergewichtes effektiver und kostengünstiger als die Behandlung einer bereits ausgeprägten Adipositas.

Behandlungsmöglichkeiten der Adipositas

Dieses Kapitel gibt einen Überblick über diejenigen Maßnahmen bei Adipositas, die auf eine Änderung der Lebensweise und des Verhaltens abzielen. Ernährungs-, Verhaltens-, Bewegungstherapie und der Einsatz von Medikamenten müssen aber in ein Gesamtkonzept eingebunden sein und erfordern die aktive Mitwirkung des Patienten.

Diät – Ernährungstherapie

Diät (altgriechisch diaita) bedeutet in der ursprünglichen Definition des Altertums nicht nur die Ernährung, sondern die gesamte Lebenseinstellung in physischer als auch psychischer Hinsicht. Damit wird im ursprünglichen Sinne die Gesamtheit der vernünftigen Lebensführung, eine adäquate Ernährung, körperliche Aktivität und das Vermeiden schädlicher Verhaltensweisen erfasst. Bereits im Eid des Hippokrates steht geschrieben: »Diätetische Maßnahmen werde ich nach Kräften und gemäß meinem Urteil zum Nutzen der Kranken einsetzen«.

Erfolg versprechende Therapiekonzepte zur Adipositas müssen den Begriff der Diät heute wieder weiter fassen und auf die langfristige Änderung der Lebensweise abzielen. In allen Frühstadien der kontinuierlichen Gewichtszunahme, bei Übergewicht und Adipositas Grad I und II sind die ärztlich überwachten diätetischen Maßnahmen, und zwar in der Definition des Altertums, das Konzept der Wahl. Modediäten, die weltweit einen riesigen Markt darstellen, sind mit einer frustrierenden Erfolgsbilanz behaftet. Die Patienten wandern von Diät zu Diät und investieren allein in Deutschland jährlich Milliarden von Euro, meist ohne jeglichen Erfolg für sich selbst.

> Achtung: Diäten können nicht nur krank machen, sondern sie haben viele Adipöse dorthin gebracht, wo sie heute sind.

Außenseiterdiäten können in der Adipositas-Therapie generell nicht empfohlen werden. Unter energiereduzierten eiweiß- und fettreichen Diäten sind die Dr.-Atkins-Diät, die Fettdiät nach Dr. Felix, die Mayo-Diät und die Dr.-Lutz-Diät »Leben ohne Brot« zu verstehen. Das Prinzip dieser Diäten besteht darin, dass keine Energiebegrenzung vorgenommen wird und Fette in unbegrenzter Menge zugeführt werden können. Insbesondere bei Patienten mit arteriosklerotischen Erkrankungen können sie zu besonders relevanten Störungen des Fettstoffwechsels führen.

Ist nach erfolglosen konservativen Behandlungsversuchen (Diäten) eine Adipositas Grad III (Körpermassenindex über 40 kg/m^2) erreicht, muss ein operatives Vorgehen in Erwägung gezogen werden. Leidet der Patient bereits unter zusätzlichen Störungen, die durch Gewichtsabnahme besserungsfähig oder heilbar sind, ist die Entscheidung zum operativen Vorgehen leichter zu fällen.

Verhaltenstherapie

Die Verhaltenstherapie als ausschließliche Maßnahme hat bei der Adipositas versagt. Langzeituntersuchungen haben jedoch zeigen können, dass die Mitwirkung der Patienten (Compliance) bei der Durchführung von Ernährungstherapieprogrammen größer ist, wenn die Verhaltenstherapie als unterstützende Maßnahme eingesetzt wurde [53]. Ein wesentliches Merkmal dieser verhaltenstherapeutischen Maßnahmen ist, dass der Patient direkt zur Einübung von neuen Verhaltensweisen angeleitet und dabei gezielt unterstützt wird. Er wird in die Lage versetzt, die erlernten Verhaltensweisen aus eigener Überzeugung in die Praxis umzusetzen. Die persönliche Verantwortung des Patienten für die Umsetzung der Gewichts-Management-Programme im Rahmen der Selbstkontrolle steht im Vordergrund.

Das Prinzip der Verhaltenstherapie

1. Beschreibung des zu kontrollierenden Verhaltens
   Tagesprotokolle über Essen und dessen Rahmenbedingungen

2. Essen bei Auftreten von Hungergefühl

3. Kontrolle der Stimuli, die dem Essen vorausgehen (»Couch-Potato«)
   Gefühle beschreiben, die dem Essanfall vorausgehen
   Nur noch an einem Ort essen

4. Verlangsamung des Essvorgangs – Versuch der Kontrolle
   Langsam kauen, zählen, Besteck nach dem dritten Bissen hinlegen, Pausen, keine Nebenbeschäftigung, nicht mehr schlingen
   Keine rigiden Regeln (Nie mehr Schokolade). Diese kann niemand durchhalten. Enttäuschungen wären vorprogrammiert
5. Verstärkung – Belohnung für Verhaltensänderungen
6. Soziale Unterstützung
7. Rückfallverhütung
8. Ernährungswissen
9. Diätetische Maßnahmen

Bewegungstherapie

Die Gewichts-Management-Programme sollten jegliche Art von Bewegungssteigerung als Element ihres Behandlungsprogramms enthalten. Es geht dabei nicht nur um die Erhöhung des Energieverbrauchs, um damit die Bilanz zu verändern, sondern um die Minderung des im Hungerstoffwechsel hervorgerufenen Verlusts an Muskulatur. Damit kann das Absinken des Grundumsatzes verhindert werden [40]. Eine regelmäßige halb- bis einstündige Bewegung mit einer Pulsfrequenz von 180 minus Lebensalter insgesamt 3-mal in der Woche wirkt sich erwiesenermaßen positiv auf die Reduzierung und insbesondere Stabilisierung des Körpergewichts aus [16]. Die Zunahme des Energieumsatzes durch Bewegung und Arbeit ist in Tab. 5 zusammengefasst.

Medikamentöse Behandlung

Ebenso wie die Verhaltens- und Bewegungstherapie sollte auch die medikamentöse Therapie nicht isoliert eingesetzt werden. Sie unterliegt prinzipiell einer ärztlichen Anordnung und Kontrolle. Die Medikamente zur Behandlung der Adipositas verursachen keine direkte Gewichtsabnahme, sondern unterstützen den Patienten, sich an die Vorschriften der Ernährungs-, Bewegungs- und Verhaltenstherapie zu halten. Sie kommen nur bei Patienten mit einem BMI >30 in Frage, bei denen die Gesamtheit ärztlicher Maßnahmen erfolglos blieb. Die Nebenwirkungen sind bei den verschiedenen

Medikamentöse Behandlung

● Tab. 5: Zunahme des Energieumsatzes durch Bewegung und Arbeit

Tätigkeit	cal/h	kJ/h	Zunahme in %
Schlaf	70	290	0
Wach, sitzend	80	330	14
Sitzende Tätigkeit	100	420	42
Leichte Tätigkeit	120	510	71
Spazierengehen	200	840	185
Schwere Arbeit	500	2100	615
Schwerstarbeit	700	2900	900

Medikamenten unterschiedlich und können das Allgemeinbefinden der Patienten erheblich beeinflussen.

Die Darstellung der einzelnen Medikamentengruppen führt an dieser Stelle zu weit. Wichtig ist jedoch die Feststellung, dass Diuretika (Medikamente zur Ausschwemmung von Körperwasser) und Amphetamine (Appetitzügler mit pysochogener Wirkung) nicht für die Behandlung der Adipositas in Frage kommen.

Magenballon – durch Magenspiegelung platziert

Mit dem Magenballon können insbesondere Patienten mit einem BMI unter 35 unterstützt werden, die es aus eigener Kraft nicht schaffen, eine Gewichtsreduktion überhaupt einmal in Gang zu bringen. Das trifft letztendlich auch auf Patienten mit einem BMI von mehr als 35 zu. Als Dauerbehandlung kommt der Ballon aber nicht in Frage, zumal er bei längerer Liegezeit zu einem Anstieg der Komplikationen führt und gleichzeitig mit einem Funktionsverlust einhergeht. Er muss nach 6 Monaten wieder entfernt werden, kann jedoch durch einen neuen Ballon ersetzt werden. Das Ballonverfahren ist auch ein guter Test vor einer Magenband-Operation. Der Ballon zeigt nämlich, ob die Patienten die notwendige Selbstdisziplin aufweisen. Wird der Ballon mit süßen Getränken funktionslos gemacht, so ist zu erwarten, dass sich der Patient auch später mit dem Band selbst »austrickst«. Patienten, die ein zu hohes Operationsrisiko besitzen, kann der Ballon helfen, auch ohne Operation Gewicht zu verlieren.

Für Patienten mit einem Gewicht von mehr als 200 kg wird eine Operation sowohl auf laparoskopischem als auch auf herkömmlichem Wege schwierig, sodass erst nach einigen Monaten der Gewichtsreduktion mit Hilfe des Magenballons ein Eingriff reibungslos durchgeführt werden kann. Wichtig ist jedoch, dass der Ballon nur eingesetzt wird, wenn eine Operation geplant ist. Wird der Ballon dann entfernt oder platzt er, so muss sich unmittelbar die Operation anschließen.

Tabelle 6 zeigt Beispiele einer erfolgreichen Behandlung mit einem Magenballon in Vorbereitung auf einen operativen Eingriff wegen Adipositas. Die meisten Patienten nahmen nach Entfernung des Ballons sofort wieder zu. Daher sollte sich die Operation rasch anschließen.

● **Tab. 6:** Gewichtsangaben für Patienten mit einem Magenballon zur Vorbereitung auf eine Gastric-Banding-Operation

Patient	Körpermasse [kg] (Zeitdauer Wochen in Klammer)			
	Vor Ballon	Nach Ballon	Vor OP	3 Monate nach OP
A	228	200 (12)	208	176
B	212	194 (10)	195	171
C	178	168 (12)	172	153
D	220	198 (14)	199	169
F	197	183 (8)	185	158
H	200	185 (8)	188	155
SA	176	165 (12)	167	140
S	178	160 (10)	165	139
ST	194	178 (12)	181	149

Prinzip des Magenballons

Die Idee, bei Adipösen, die kein Sättigungsgefühl zu erreichen vermögen und stets weiter an Gewicht zunehmen, einen aufblasbaren Kunststoffballon im Magen zu platzieren, erscheint genial. Das BIB-System (BioEnterics Intragastrisches Ballonsystem) besteht aus einem weichen, dehnbaren Ballon (Abb. 7), einem Einsatzschlauch und einem Füllsystem, womit der Arzt das Hilfsmittel zur Gewichtsreduktion oral einführen und wieder entfernen kann. Die Patienten benötigen keine Narkose. Der Eingriff kann ambulant durchgeführt werden und dauert nur wenige Minuten. Wenn der Arzt empfiehlt, den Ballon länger als sechs Monate zu verwenden, muss er alle sechs Monate durch einen neuen Ballon ersetzt werden.

Wenn sich der leere Ballon im Magen befindet, wird er mit einer sterilen Kochsalzlösung gefüllt, die mit Methylenblau gefärbt wird. Im gefüllten Zustand ist der Ballon zu groß, um in den Darm zu wandern, und schwimmt nun frei im Magen (Abb. 8). Er erzeugt ein Sättigungsgefühl. Es gibt jedoch Menschen, die generell kein Sättigungsgefühl entwickeln können. Bei diesen erzeugt auch der Ballon keine Sättigung. Wie viel Körpergewicht diese Patienten abnehmen, hängt also davon ab, wie streng sie sich an ihre Diät halten.

Magenballon – durch Magenspiegelung platziert

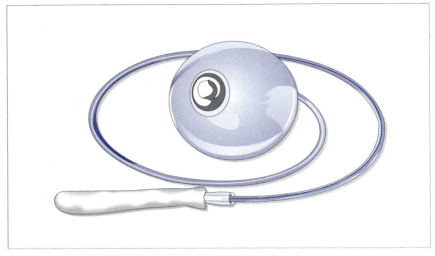

Abb. 7: Magenballon BIB (BioEnterics Intragastric Balloon).

Hinweis: Der Verkauf dieses Produktes ist auf Ärzte oder in deren Auftrag handelnde Personen beschränkt. Der BioEnterics Intragastrische Ballon (BIB) enthält keine Latex- oder Naturkautschukmaterialien.

Implantation und Explantation

Der Magenballon wird ohne chirurgischen Eingriff durch den Mund in den Magen eingeführt. Der Arzt führt mit Hilfe einer Endoskopiekamera eine erste Magenuntersuchung (Spiegelung) durch. Dabei wird der Magen auch auf eine Besiedlung mit Heliobacter-Keimen untersucht. Der Schluckprozess wird durch Oberflächenanästhesie zur Betäubung des Kehlbereiches erleichtert. Auch Narkosemittel werden verwendet.

Sobald sich der BIB im Magen befindet, wird er sofort durch einen kleinen, am Ballon angebrachten Füllschlauch (Katheter) mit einer sterilen Kochsalzlösung gefüllt, die mit Methylenblau angefärbt wurde. Nach dem Füllvorgang entfernt der Arzt den Katheter durch vorsichtiges Ziehen am externen Ende. Der BIB ist mit einem selbst abdichtenden Ventil ausgestattet und schwimmt jetzt frei im Magen.

Implantation und Explantation

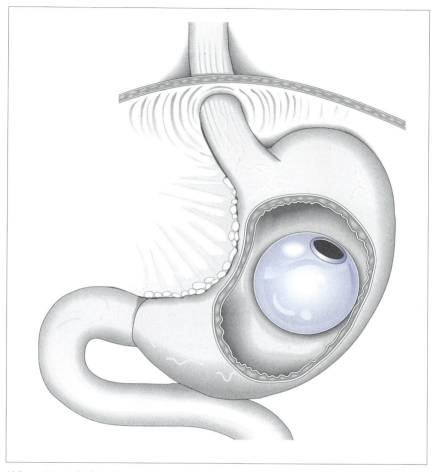

Abb. 8: Magenballon im Magen.

Der Ballon wird normalerweise genauso entfernt wie er eingesetzt wird, nämlich durch die Speiseröhre und den Mund. Vor der Entfernung erhält der Patient ein beruhigendes Medikament und Oberflächenanästhesie zur Betäubung der Kehle. Der Arzt führt unter Verwendung einer Endoskopiekamera einen Katheter durch den Mund in den Magen ein. Daraufhin wird der Ballon punktiert und entleert. Im entleerten Zustand kann der Ballon gefasst und entfernt werden.

■ **Magenballon – durch Magenspiegelung platziert** ■

Die Dauer der Implantation und Explantation (Entfernung) ist unterschiedlich, beträgt aber normalerweise 20–30 Minuten. Der Patient wird danach eine Weile vom Arzt beobachtet und dann entlassen.

Gefahren und Komplikationen

Es ist sehr wahrscheinlich, dass der Ballon im Magen noch einige Tage nach dem Einsatz Übelkeit und Erbrechen verursacht. Der Arzt kann Medikamente (z. B. Teplita) verschreiben, um diese möglichen Nebenwirkungen zu vermeiden oder zu lindern. Die ersten 5 Tage nach der Implantation können mit heftigen Nebenwirkungen verbunden sein, wenn ein Füllvolumen von mehr als 600 ml gewählt wurde. Andererseits ist der Effekt deutlicher. Eine frühzeitige Entfernung des Ballons sollte vermieden werden. Notfalls müssen Infusionen mit krampflösenden Medikamenten eingesetzt werden. Der Magen »wehrt« sich gegen den Fremdkörper und versucht, ihn auf natürlichem Wege wieder los zu werden. Nach einigen Tagen hat sich jedoch der Magen daran gewöhnt.

> Merke: Geringere Füllmengen haben deutlich weniger Nebenwirkungen, die Gewichtsabnahme ist aber auch geringer.

Wie bei allen klinischen Verfahren besteht das Risiko unvorhergesehener, unbekannter oder nachteiliger Reaktionen auf die verwendeten Medikamente und die Art des Verfahrens. Das Risiko ist individuell. Wie bei anderen Verfahren besteht das Risiko einer Verletzung der Verdauungstraktauskleidung, entweder durch direkten Kontakt mit den zum Einsatz des Ballons verwendeten Instrumenten oder durch den Ballon selbst oder als Folge erhöhter Säureproduktion im Magen. Mögliche Folgen sind Geschwürbildung, Schmerzen, Blutung und Perforation. Diese Komplikationen bedürfen möglicherweise medizinischer oder chirurgischer Abhilfe. Falls sich in der Ballonfüllung Bakterien entwickeln, kann kontaminierte Flüssigkeit Infektionen, Fieber, Krämpfe und Durchfall verursachen, wenn sie nach Punktion des Ballons zur Entfernung aus dem Magen in den Darm gelangt.

> Achtung! Die meisten Ärzte füllen den Ballon mit einer Blaulösung. Ist der Ballon defekt und die Blaulösung tritt aus, so verfärbt sich der Urin grün. Auch kann Blau im Stuhl vorhanden sein. In diesen Fällen sofort den Arzt aufsuchen, der den Ballon implantiert hat.

Weiterhin kann der aufgeblasene Ballon zu Schäden der Magenschleimhaut führen (Fachbegriff: Erosionen, Ulkus). Ein Rückstau von Mageninhalt in die Speiseröhre kann zu einer Entzündung der Speiseröhrenschleimhaut mit Brennen hinter dem Brustbein führen. Hier können Magensäure hemmende Medikamente helfen.

Voraussetzungen für eine operative Behandlung

Um es gleich vorwegzunehmen: Die Operation steht immer am Ende der Überlegungen, wenn es um die Behandlung des Übergewichts geht. Sie ist auch an die Adipositas Grad III gebunden, wenn man von einzelnen Ausnahmen bei Patienten mit einem BMI von über 35 absieht.

Die chirurgischen Verfahren können dem Patienten lediglich das Übergewicht nehmen, die Krankheitsursache bleibt jedoch unangetastet. Die mit einem hohen Risiko behafteten Bauchoperationen waren jedoch gefürchtet [64]. Durch die Entwicklung der minimal-invasiven Operationstechniken gewinnt die Chirurgie der Adipositas derzeit eine rasche Verbreitung. Umso mehr diese Behandlungsverfahren nun flächendeckend in der Welt angeboten werden, desto strenger müssen die Voraussetzungen für die Operation, die Technik und die Nachbehandlung der Patienten überprüft werden.

Die Auswahl- und Ausschlusskriterien sind folgende:

1. **Körpermassenindex über 40 kg/m^2.** Die Adipositas Grad III (Körpermassenindex über 40) stellt den eigentlichen Indikationsbereich für die chirurgische Behandlung dar. In Grenzfällen kann auch bei weiterer medizinischer Indikation (schwere Erkrankungen des unteren Bewegungsapparates u. a.) die operative Behandlung auch im BMI-Bereich zwischen 35 und 39,9 in Erwägung gezogen werden. Bei einem Unterschreiten der BMI-Grenze von 35 sollten nach den Kriterien der I.F.S.O (International Federation for Surgery of Obesity) prinzipiell keine chirurgisch-interventionellen Eingriffe erfolgen. Allerdings gibt es Empfehlungen von Diabetologen, bei insulinpflichtigen Diabetikern die Grenze auf einen BMI von 32 abzusenken.

2. **Bei Kindern und Jugendlichen** wird allein aus rechtlichen Gründen eine operative Behandlung der Fettsucht in den meisten Ländern nicht durchgeführt. Die exakte Abklärung der Ursachen und die konsequente konservative Behandlung in Zentren stehen bei diesen Personen im Vordergrund. Jenseits des 65. Lebensjahres wird die operative Behandlung weltweit als ungeeignet angesehen. In einzelnen Fällen werden jedoch auch

Voraussetzungen für eine operative Behandlung

Patienten in höheren Lebensaltern operiert, wenn das allgemeine Risiko nicht erhöht ist. Der allgemeine Leitsatz lautet: »Wenn Adipositas-Chirurgie, dann frühzeitig nach Ausschöpfung aller anderen Maßnahmen.«

3. **Adipositas länger als 5 Jahre.** Entstand das Übergewicht in einem kürzeren Zeitraum, so muss zunächst konsequent nach den Ursachen geforscht werden.

4. **Erfolglosigkeit konservativer Therapieversuche.** Die Operation steht am Ende aller Überlegungen. Entscheidend ist, dass sich die Patienten ihrer zwanghaften übermäßigen Nahrungszufuhr bewusst sind. Ein gewisser Leidensdruck ist für den Behandlungserfolg der Operation von Vorteil. Die Operation bringt nur dort einen vollen Erfolg, wo es sich um den richtigen Patienten handelt.

5. **Kooperation des Patienten.** Die Mitwirkung des Patienten und die Motivation zur Gewichtsabnahme sind entscheidende Voraussetzungen für einen vollen Behandlungserfolg. Die Patienten müssen zur Veränderung ihres Essverhaltens bereit sein und dabei bewusst eine Veränderung ihrer Lebensführung in Kauf nehmen. Die Einschränkung in der Mengenzufuhr und auch in der Nahrungsauswahl muss akzeptiert werden können. Kooperation beinhaltet auch, dass nach erfolgreicher Operation auch über Jahre regelmäßig Kontakt mit der Klinik gehalten wird. Problematisch ist auch die Indikation zur Operation bei Kindern, die ebenfalls nicht die Voraussetzungen für eine kooperative Mitwirkung erfüllen. Eine Alkoholkrankheit und weitere Suchtkrankheiten (Drogen, Medikamente) schließen ebenfalls eine operative Behandlung grundsätzlich aus, da die Kooperation fehlt und die Risiken unangemessen steigen.

6. **Vertretbares operatives Risiko.** Das Risiko einer Operation in Allgemeinnarkose muss vertretbar sein. Bei adipösen Patienten finden sich oftmals eine Vielzahl von Neben- und Folgeerkrankungen der Adipositas, die das allgemeine Risiko nachhaltig beeinflussen. Die Belastungsfähigkeit des Herz-Kreislauf-Systems und der Lungen ist bei vielen Patienten mit einem Körpermassenindex von über 40 eingeschränkt. Andere allgemeine Risiken, wie die Neigung von stark übergewichtigen Personen zu Lungenembolien, lassen sich dagegen nur schwer kalkulieren. Eine Dauerbehandlung mit Nebennierenrindenhormonen (Kortison) erhöht das Risiko speziell bei einer Implantation von Fremdmaterial (Infektionsrisiko wegen Abwehrschwäche). Gleichzeitig ist der Magen auf verschiedene Reize empfindlich. Ein dauerhafter Druck eines Bandes auf den Magen birgt die Gefahr von Geschwürbildungen (Ulzerationen). Ein gleiches Risiko

Voraussetzungen für eine operative Behandlung

wird durch die Dauermedikation mit Azetylsalizylsäure (ASS, z.B. Aspirin) verursacht. Liegt das Risiko bei einer gründlichen internistischen Voruntersuchung sehr hoch und kann es nicht durch vorbereitende Maßnahmen gesenkt werden, muss von der Operation abgeraten werden.

7. **Schwerwiegende Stoffwechselerkrankungen** wie ein metabolisches Syndrom oder ein Schlafapnoe-Syndrom zeigen eine hohe Dringlichkeit für die Gewichtsreduktion und können die Indikation zum operativen Eingriff erhärten.

8. **Voraussetzungen seitens des Krankenhauses.** Nicht nur der Patient muss entsprechende Voraussetzungen für die operative Behandlung der Adipositas mitbringen, sondern auch das Krankenhaus muss solche Bedingungen erfüllen. Dazu zählen neben der Erfahrung auf dem Gebiet der operativen Behandlung der Adipositas auch technische und organisatorische Voraussetzungen.

Prinzipiell muss an einer Klinik mit Adipositas-Chirurgie eine Intensivtherapie-Einheit vorhanden sein, die die Möglichkeit bietet, im Bedarfsfall einen Patienten auch nach der Operation über einen längeren Zeitraum künstlich nachbeatmen zu können. Diese Forderung ergibt sich allein aus dem erhöhten Risiko seitens der Lungenfunktion. Die technischen Geräte in der Abteilung (OP-Tisch, Schleuseneinrichtung, Stühle, Betten u.a.m.) müssen für das aktuelle Gewicht der Patienten zugelassen sein. Standardausrüstungen haben vielfach Gewichtsbegrenzungen (z.B. 130 kg). Diese technischen Voraussetzungen gelten auch für die Röntgendurchleuchtung, die für die Anastomosenkontrolle (Neuverbindungen zwischen Magen und Darm, Darm und Darm) oder für die Bandfüllung vorhanden sein muss. Das Auftreten von Komplikationen macht es notwendig, dass eine »Rund-um-die-Uhr-Erreichbarkeit« von Chirurgen, die mit der Problematik vertraut sind, gewährleistet sein muss. Organisatorisch muss auch eine ambulante Betreuung der Patienten vor und nach dem Eingriff möglich sein. Die Patientendaten müssen fortlaufend erfasst, registriert und ausgewertet werden, damit zu rasche oder zu langsame Gewichtsabnahmen von Patienten erkannt und entsprechende Maßnahmen eingeleitet werden. Die Patienten sollten auch vor und nach der Behandlung fotografisch dokumentiert werden.

Wegen der technisch anspruchsvollen Eingriffe ist es wünschenswert, wenn sie an Kliniken durchgeführt werden, die diese Operationen in größerer Anzahl und damit mit »Routine« ausführen.

Operationsmethoden – Übersicht

Es sind vielfältige Versuche unternommen worden, um durch operative Maßnahmen der Adipositas Herr zu werden. Idealerweise sollten die chirurgischen Maßnahmen auf die Ursache der Adipositas gerichtet sein. Diese liegt offenbar im Sättigungszentrum der Hirnanhangsdrüse und ist daher derzeit nicht erreichbar. Alle Verfahren zielen deshalb mehr auf das Symptom Übergewicht als auf die Ursache. Im Folgenden werden die Prinzipien genannt, die den unterschiedlichen chirurgischen Techniken zugrunde liegen.

Heute abzulehnen: Einschränkung der gesamten Nahrungsaufnahme durch den Darm (Dünndarmbypass)

Etwa 90 % der gesamten Länge des Dünndarms wurde durch den Dünndarmbypass ausgeschaltet. Zunächst treten nach der Operation schwere Durchfälle auf, denn die Nahrung kann nicht durch den kurzen Rest des Dünndarms aufgenommen werden. Die Aufnahmekapazität des Darms ist, wie eigene Untersuchungen vor 20 Jahren zeigen konnten, gegenüber Normalpersonen erheblich eingeschränkt. Innerhalb eines Jahres kann sich der »Restdarm« adaptieren und die Gewichtskurve beginnt sich zu stabilisieren [63].

Die Ausschaltung des Darms bietet im Gegensatz zur Entfernung der Darmabschnitte prinzipiell die Möglichkeit, wieder eine normale Passage herzustellen. Die Nebenwirkungen dieses Eingriffs waren bei vielen Patienten gravierend. Durch die fehlende Aufnahme von lebenswichtigen Substanzen entwickelten sich Mangelzustände. Die Folgen waren Entkalkung der Knochen, Leberfunktionsstörungen bis hin zum Leberversagen und vieles andere mehr. Sehr häufig bildeten sich Oxalatsteine in den Nieren, die zu urologischen Komplikationen führten. Diese Neigung zur Steinbildung ist in den Frühstadien durch Aufhebung der Darmausschaltung wieder rückgängig zu machen. Die Leberschäden waren dagegen bleibend und führten, falls keine Transplantation vorgenommen wurde, zu Leberversagen und

Tod. Diese Komplikationen treten auch noch 10 oder 25 Jahre nach der Operation auf. Generell werden Dünndarmbypass-Operationen heute abgelehnt.

Einschränkung der Nahrungszufuhr durch Gastroplastik und Magenband

Weil nach Dünndarmbypass-Operationen eine hohe Komplikationsrate auftrat, wurde das Konzept der »Magenverkleinerung« entwickelt. Im Jahre 1966 führte der Amerikaner Mason die ersten Eingriffe zur Beeinflussung der extremen Adipositas in die Chirurgie ein. Das Prinzip dieser Gastroplastik besteht aus einer Portionierung des Magens in zwei Teile. Ein extrem kleiner Teil am Mageneingang wird vom größeren »Restmagen« abgetrennt. Dieser Vormagen wird auch »Pouch« genannt.

Das Füllvolumen dieses Pouches sollte etwa 20 bis maximal 30 ml betragen. Der enge Verbindungskanal zwischen Pouch und Magen mit einem Durchmesser von nur etwa 12 mm muss jedoch mit einem Kunststoffnetz versehen werden, um eine Aufdehnung zu vermeiden. Diese Operation wird mit Bauchschnitt (Laparotomie) durchgeführt.

Die Abklammerung des Magens stellt ein Risiko dar. Sie kann zu undichten Stellen am Magen führen. Zu einem bestimmten Prozentsatz gehen die Klammern nach einiger Zeit wieder auf und der Effekt der Operation geht verloren. Untersuchungen der Mayo-Klinik in den USA haben ein unbefriedigendes Langzeitergebnis bei diesem Verfahren konstatiert. Nach 3 Jahren hatten nur noch 38 % der Patienten 50 % ihres Übergewichts verloren [44].

Mit Beginn der laparoskopischen Magenbandoperationen im Jahre 1993 wurde dieses Operationsverfahren in Europa, Süd- und Mittelamerika sowie in Australien deutlich zurückgedrängt. Lediglich in Italien wurde die Mason-Technik auch in minimal-invasiver Technik fortgeführt. In den USA drängte der Magenbypass und der biliopankreatische Bypass die Mason-Technik deutlich zurück.

Das anpassbare Magenband wurde von Lubomyr I. Kuzmak [30-32] in den USA entwickelt. Er setzte dieses Verfahren 1983 erstmals ein und entwickelte es in den folgenden Jahren weiter. Bei dem Material handelte es sich zunächst um Dacron. Seit 1986 besteht das Band aus Silikon. Ähnlich

Einschränkung der Nahrungszufuhr durch Gastroplastik und Magenband

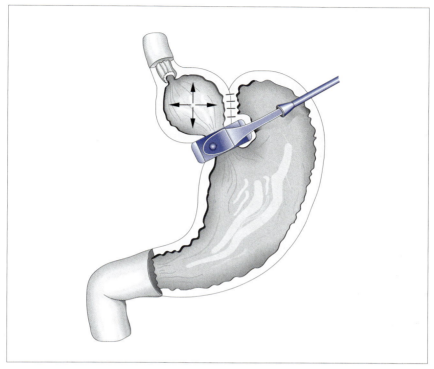

Abb. 9: Funktion des Magenbandes. Ausbildung eines Vormagens (Pouch), der durch ein Stoma (Bandöffnung) mit dem Hauptmagen verbunden ist.

wie bei der Gastroplastik wird ein kleiner Teil des Mageneingangs vom Hauptteil des Organs abgetrennt (Abb. 9). Diese Trennung erfolgt jedoch nicht chirurgisch durch Naht oder Klammerapparate, sondern durch Herumlegen eines aufblasbaren Bandes. Der Vormagen hat nur ein kleines Füllungsvermögen. Wird er mit wenig Nahrung gefüllt, so dehnt sich die Magenwand und kann ein Sättigungsgefühl für den gesamten Magen erzeugen. Dieses Sättigungsgefühl ist jedoch nicht bei allen Patienten zu erzeugen. Es gibt inzwischen verschiedene Bandtypen und -größen (Abb. 10).

Entscheidende Vorteile des Magenbandes gegenüber anderen Verfahren:

- Die Organe werden bei der Operation nicht verändert. Damit kann der Originalzustand bei Bedarf wiederhergestellt werden.
- Das Band ist von außen über ein Schlauchsystem steuerbar.

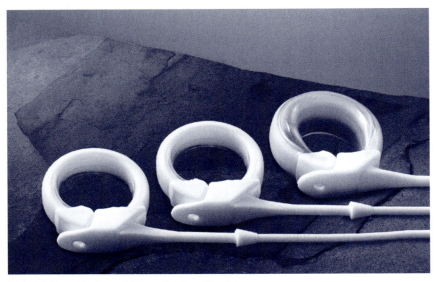

Abb. 10: Verschiedene Größen des Lap-Bandes.

Kombinierte Verfahren: Einschränkung der Nahrungsaufnahme und Einschränkung der Verdauung

Eine alleinige Einschränkung der Nahrungszufuhr stellt den Patienten häufig vor Probleme. Es muss ein außerordentlich starker Wille vorhanden sein, um allein durch den »Hungerzustand« sein Gewicht zu reduzieren. Das trifft insbesondere auf Patienten zu, die ein sehr hohes Übergewicht mit sich herumtragen. Mit der Kombination von Nahrungseinschränkung und Fettmangelverdauung wird der Patient durch seinen Körper unterstützt. Die Einschränkung in der Fettverdauung geschieht unabhängig vom eigenen Willen; damit lassen sich weitaus deutlichere Gewichtsreduktionen erzielen als durch eine alleinige Verkleinerung der Aufnahmekapazität des Magens durch Gastroplastik oder Magenband, die es immer noch zulässt, dass die Patienten hochkalorische Flüssigkeiten zu sich nehmen.

Diese besondere Gruppe von Patienten, die zwanghaft süße Flüssigkeiten zu sich nimmt, wird in der englischen Fachsprache auch »Sweet-eater« (»Sweeter«) genannt. Vermehrt werden aber Patienten beobachtet, die

Kombinierte Verfahren: Einschränkung der Nahrungsaufnahme und der Verdauung

ihre Ernährungsgewohnheiten nach einer alleinigen Restriktion (Magenband) ändern. Weil es aber so schwierig sein kann, immer alles langsam und klein zu kauen, weichen diese Patienten auf breiige oder flüssige Kostformen aus. Sie meiden feste Nahrung und werden unbemerkt zum Sweeteater. So kann es nach einer erfolgreichen Gewichtsreduktion nach Magenband durch Veränderung in der Ernährungsweise zu einem erneuten Gewichtsanstieg kommen. In diesen Fällen kann speziell eine Technik eingesetzt werden, bei der nach dem Mageneingang der übrige Magen operativ abgetrennt und eine Dünndarmschlinge an den Vormagen angeschlossen wird (Magenbypass). Ist bereits ein Magenband vorhanden, kann dieses genutzt werden, um die Magenpassage zu unterbrechen; es kann mit dem Magenbypass kombiniert werden. Dieses Verfahren wurde von Weiner (Deutschland) und Himpens (Belgien) entwickelt.

Zwei Effekte können dabei erzielt werden: Zum einen wird die Nahrungsaufnahme für feste Nahrungsbestandteile eingeschränkt. Damit wird dem gleichen Prinzip entsprochen wie bei der Gastroplastik oder auch dem steuerbaren Magenband. Zum anderen wird jedoch, falls entgegen der Ernährungsempfehlung hochkalorische Flüssigkeiten getrunken werden, ein so genanntes »Dumping« ausgelöst.

Dieses Dumping ist ein starkes Unwohlsein, verbunden mit Schweißausbrüchen und Kreislaufsensationen. Es wird durch den schnellen Einstrom und die Aufnahme von Glukose (Traubenzucker) in das Blut ausgelöst. Man kannte diese Nebenwirkung gelegentlich nach Magenteilresektionen (Magenteilentfernungen). Die Patienten werden aufgrund dieser unangenehmen Nebenwirkungen nach Zufuhr von süßen (zuckerhaltigen) Speisen und Getränken dazu angehalten, dieses Verhalten von selbst einzustellen. Spezielle Nebenwirkungen sind Mangelstörungen für Eisen und Vitamin B_{12}. In den USA ist der Magenbypass der Goldstandard in der Adipositas-Chirurgie. Er wird zunehmend in minimal-invasiver Technik ausgeführt.

Für extrem übergewichtige Patienten (Körpergewicht 225 % über Idealgewicht) wurde eine Operationstechnik entwickelt, bei der neben der Ausschaltung von Dünndarm aus der Nahrungspassage teilweise auch die Verdauungssäfte der Bauchspeicheldrüse aus der Passage durch den Dünndarm ausgeschaltet werden. Damit wird die Verdauung von Fett als Hauptenergielieferant (Spaltung der hochmolekularen Nahrungsbestandteile in niedrigmolekulare) eingeschränkt. Dieses Verfahren wird als »biliopankreatischer Bypass« bezeichnet. Weltweit wird es zunehmend häufiger bei allen Graden der morbiden Adipositas (BMI > 40 kg, in Ausnahmefällen auch BMI

\> 35) eingesetzt, da es zur deutlichsten Gewichtsreduktion (im Mittel 85 % des Übergewichts) führt. Es wurde von Scopinaro zunächst in offener Technik von Italien aus weltweit verbreitet. Mit einer Variation kann der Magenpförtner erhalten werden (Duodenal Switch), sodass kein Dumping auftritt. Die Patienten können nahezu alles essen und haben eine sehr gute Lebensqualität. Diese Technik wird auch minimal-invasiv in Spanien, Italien, USA und auch in Deutschland erfolgreich durchgeführt.

Der große Fortschritt durch minimal-invasive Chirurgie

Die minimal-invasive Chirurgie (Abkürzung: MIC) ist eine Entwicklung der 90er-Jahre und hat einen großen Teil der Bauchchirurgie nachhaltig verändert. Der Begriff minimal-invasive Chirurgie (manchmal auch Schlüsselloch-Chirurgie genannt) ist irreführend, denn allein der Zugang zur Bauchhöhle ist minimal, die Operationen sind im Prinzip die gleichen geblieben. Der Vorteil für den Patienten ist jedoch augenscheinlich. Kleinste Wunden an der Bauchdecke anstelle großer Schnitte vermindern die Schmerzen, lassen den Patienten frühzeitig aufstehen und verkürzen den Krankenhausaufenthalt. Die Arbeit und normale körperliche Aktivitäten können ebenso wie Sport wieder früher aufgenommen werden. Das kosmetische Ergebnis ist im Vergleich zur herkömmlichen Bauchchirurgie nicht nur für Bikini tragende Frauen überwältigend.

Selbstverständlich lassen sich nicht alle Operationen auf diesem Wege bewerkstelligen. Besonders profitieren adipöse Patienten von laparoskopischen Operationstechniken, weil bei herkömmlichen Operationen aufgrund der Bauchdeckenstärke unvergleichlich größere Schnitte angelegt werden müssten als bei normalgewichtigen Personen, die unter der gleichen Erkrankung litten. Außerdem neigen fettreiche Bauchdecken zu Komplikationen wie Blutergüssen, Infektionen und letztendlich auch zu späteren Narbenbrüchen. Bei der minimal-invasiven Chirurgie werden unabhängig vom Körpergewicht die gleichen kleinen Hauteinschnitte notwendig (Abb. 11). Die Folgen sind geringere Schmerzen und damit frühere Mobilisation, Entlassung und Aufnahme der gewohnten Tätigkeit. Die Komplikationen in Zusammenhang mit den Wunden sind weitaus seltener.

> Merke: Wenn eine operative Behandlung bei Adipositas, dann minimal-invasiv!

■ **Der große Fortschritt durch minimal-invasive Chirurgie** ■

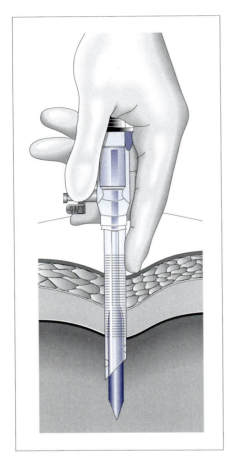

Abb. 11: Einbringen der Trokare (Operationshülsen) in die Bauchhöhle.

Die laparoskopische Ausführbarkeit der in diesem Buch beschriebenen Operationen ist ein entscheidender Meilenstein zur Verbreitung dieses Behandlungsverfahrens. Es ist zweifellos weitaus schwieriger, laparoskopische Operationen unter Kammersicht in einem gasgefüllten Hohlraum (Abb. 12) durchzuführen, da die Bauchdecken einen erheblichen Druck auf die Bauchhöhle ausüben. Das Fett ist nicht nur in den Bauchdecken, sondern besonders bei Männern innerhalb der Bauchhöhle lokalisiert.

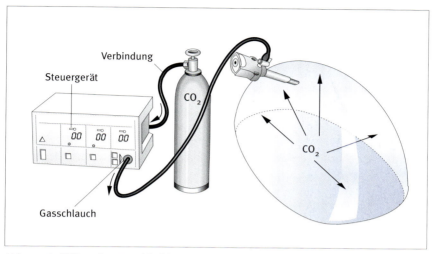

Abb. 12: Auffüllen der Bauchhöhle mit CO_2-Gas zur Durchführung laparoskopischer Operationen. Die »domartige« Erweiterung der Bauchhöhle ermöglicht erst den Eingriff.

Entscheidung für eine Operation und Formalitäten

Das gesetzliche Regelwerk, das die Beziehungen zwischen Patienten, Arzt und Krankenhaus regelt, ist in allen Ländern weitgehend unterschiedlich. Grundsätzlich bestehen Unterschiede in der praktischen Vorgehensweise bei der Planung eines Eingriffs für Versicherte in den gesetzlichen Krankenkassen, privat versicherte Personen und reine Selbstzahler. In Deutschland besteht gegenwärtig eine Unsicherheit, ob diese Behandlungsverfahren eine Leistung der Krankenkassen oder eine privat zu tragende Behandlung sind.

Die operative Behandlung der Adipositas setzt sich in Deutschland erst jetzt trotz erheblicher Widerstände mit zunehmender Geschwindigkeit durch. Bei einer Reihe von Ärzten ist ein operativer Eingriff wegen Adipositas nach wie vor umstritten. Andere lehnen operative Maßnahmen strikt ab. Vor jedem geplanten Eingriff müssen bestimmte Prinzipien und Wege eingehalten werden. Grundsätzlich sollte jede Entscheidung über medizinische Maßnahmen mit dem Hausarzt besprochen werden. Da vor einem Schritt in Richtung auf eine Operation bereits ärztlich an einer Gewichtsreduktion gearbeitet wurde, muss die Entscheidung für den Eingriff von oder mit diesen Ärzten getroffen werden. Eine alleinige Entscheidung für diesen Eingriff ohne Mitwirkung eines niedergelassenen Arztes oder einer Fachklinik ist nicht möglich.

Für die Operation wird ein Krankenhauseinweisungsschein (rosarotes Formular) ausgefüllt, auf dem neben den Angaben zum Patienten auch die Diagnose, die verordnete Operation und die Klinik verzeichnet werden. Mit diesem vom Arzt unterschriebenen Einweisungsschein muss bei der zuständigen Krankenkasse die Zusage für die Kostenerstattung eingeholt werden. Die Krankenkasse übernimmt mit der Kostenbestätigung die Verpflichtung, in einem von ihr in der Regel in Schriftform festlegten Rahmen die Kosten für die Krankenhausbehandlung zu übernehmen. Die Dauer der Behandlung und damit die Kosten werden vorgegeben. Die Entscheidungen sind abhängig vom konkreten Einzelfall des Patienten und der Entscheidung der Sachbebearbeiterin/des Sachbearbeiters.

Selbstzahler vereinbaren mit dem Einweisungsschein des niedergelassenen Arztes nach Prüfung aller Voraussetzungen durch den Chirurgen in der Klinik ihren Operationstermin direkt. Unmittelbar bei der Entlassung erfolgt die Rechnungslegung. Ein Einreichen der Kosten bei einer Krankenkasse ist in diesen Fällen selbstverständlich nicht mehr möglich.

Bei einer notwendigen Analyse der volkswirtschaftlichen Kosten der Adipositas und dem Kostenvergleich (Euro je verlorenem kg Körpergewicht) mit anderen Verfahren wird hier in Zukunft ein Umdenken einsetzen müssen. Die operative Behandlung ist bei Extremformen (BMI >40) das einzig zuverlässige und bei weitem kostengünstigste Verfahren. Allerdings gibt es in vielen Ländern der Welt den Grundsatz, dass die Chirurgie zur Gewichtsreduktion eine »private« Chirurgie ist. In Europa ist eine Angleichung des Rechts auf eine Behandlung durch die Krankenkassen zu erhoffen.

Aufenthalt im Krankenhaus

Operative Eingriffe dieser Art müssen in leistungsfähigen Krankenhäusern durchgeführt werden, die Erfahrung in der Behandlung Adipöser besitzen (siehe Abschnitt »Voraussetzungen für eine operative Behandlung«), handelt es sich doch um Hochrisiko-Patienten, die einer umfassenden Betreuung bedürfen. Die Durchführung der Operation in kleinen Belegabteilungen oder ambulant muss abgelehnt werden. Nach der Anmeldung in der Krankenhausaufnahme wird der Patient auf der chirurgischen Station aufgenommen. Der ärztlichen und pflegerischen Aufnahme mit Untersuchung und Erhebung der Vorgeschichte folgt eine Reihe von Untersuchungen und Maßnahmen, falls diese nicht bereits im Vorfeld der stationären Aufnahme durchgeführt wurden. Dazu zählen:

- Blutuntersuchungen einschließlich der Blutgruppenbestimmung (kleines Blutbild, Blutzuckerspiegel, Blutfette, Leberwerte),
- Urinstatus,
- Röntgenaufnahme des Brustkorbs (Thorax),
- Elektrokardiogramm (EKG),
- Lungenfunktionsprüfung,
- Blutdruck- und Temperaturmessung,
- aktuelle Gewichtserhebung auf einer elektronischen Spezialwaage,
- Spiegelung und Röntgenuntersuchung von Speiseröhre und Magen,
- Zusatzuntersuchungen je nach Vorerkrankung und Risikofaktoren.

Grundsätzlich wird eine Darmvorbereitung durchgeführt, die bei Bypass-Operationen besonders intensiv sein muss, da hier während der Operation der Magen und der Dünndarm eröffnet werden müssen. Trinklösungen und Medikamente werden dazu eingesetzt.

> **Wichtig:** Wird eine kleine oder mittlere Zwerchfellhernie (Hernie: Bruch) entdeckt, so ist dies heute keine Gegenanzeige mehr für einen operativen Eingriff. Sie kann bei der Operation gleichzeitig versorgt werden.

Nach Vorliegen aller Untersuchungsergebnisse wird ein ärztliches Aufklärungsgespräch geführt. Dabei werden dem Patienten die Operation, die

Risiken und Gefahren des Eingriffs nochmals erläutert. Jede Frage, die offen ist, muss dabei beantwortet werden. Zum Abschluss des Gespräches quittieren der Patient und der Arzt mit ihrer Unterschrift dieses Aufklärungsgespräch. Der Patient gibt damit zu diesem Eingriff sein ausdrückliches Einverständnis und nimmt die Risiken und Komplikationsmöglichkeiten bewusst zur Kenntnis. Ein bereits in der Ambulanz geführtes Gespräch kann diese Aufklärung über die Operation nicht ersetzen. Die Aufklärung über Gefahren und mögliche Komplikationen kann dem Patienten nicht erspart werden, da dies gesetzlich vorgeschrieben ist. Der Patient muss in die Lage versetzt werden, nach Kenntnis aller Vorteile und möglicher Nachteile sein eigenes Urteil zu bilden und die Operation bewusst zu genehmigen.

Unabhängig davon wird ein Narkosearzt (Anästhesist) mit dem Patienten ein Aufklärungsgespräch führen und die Durchführung sowie die Risiken der Narkose mit ihm besprechen.

Vor der Operation wird auch mit der medikamentösen Thromboseprophylaxe (Blutverdünnung zur Vermeidung von Thrombosen) begonnen.

Narkose

Jede größere Operation in der Bauchhöhle bedarf einer Allgemeinnarkose. Bereits vor der Abholung von der Station im Bett hat der Patient ein beruhigendes Medikament erhalten, das ihm die Vorbereitung wesentlich erleichtert.

Der Narkosearzt verabreicht, unterstützt von einer Fachschwester, die Medikamente über eine Vene. Der Patient schläft ein. Danach wird ein Tubus in die Luftröhre eingeführt und der Patient wird künstlich mit einem Sauerstoffgemisch beatmet. Entsprechende Kontrollsysteme wie EKG und Sauerstoffmessung sind bereits angelegt und lassen eine fortlaufende Überwachung des Patienten zu. Blutdruck, Puls und Herzfunktion und weitere Parameter (Funktionen) werden ständig über einen Monitor überwacht. Für Patienten, die Angst vor der Narkose haben, kann uneingeschränkt gesagt werden, dass ein Mensch nirgendwo so sicher ist, weder im Bett noch auf der Straße, wie unter den Händen eines qualifizierten Narkosearztes. Nachdem die Narkose eingeleitet wurde, wird der Patient in den Operationssaal gefahren und dort auf dem Operationstisch gelagert.

Die Narkoseführung muss bei extrem adipösen Patienten die vielseitigen Veränderungen, die mit dem Übergewicht einhergehen, berücksichtigen. Der Sauerstoffverbrauch und die Kohlendioxidproduktion sind bei Adipositas erhöht. Die Lungenfunktion ist bei vielen Patienten eingeschränkt. In Zentren, die routinemäßig Operationen wegen extremer Adipositas durchführen, besitzen die Anästhesisten ausreichend Erfahrung mit den speziellen Problemen der Narkose bei diesen Risiko-Patienten.

Operation – allgemeine Grundsätze

Auch wenn manche Presseberichte und Fernsehsendungen den Eindruck erwecken, dass die operative Einpflanzung eines Magenbandes zur Behandlung der Adipositas ein Bagatelle-Eingriff wäre, den man im Vorübergehen ausführen lassen kann, so ist dem nicht so. Der operative Eingriff ist technisch anspruchsvoll und sollte nur von geübten Ärzten mit ausreichender Erfahrung durchgeführt werden. Wenn man der minimal-invasiven Gallenblasenentfernung den Schwierigkeitsgrad 1 zuweist, dann kann man der Magenband-Operation die Stufe 3, dem laparoskopischen Magenbypass die 7 und dem biliopankreatischen Bypass oder Duodenal Switch die Stufe 10 zuordnen.

Lagerung des Patienten

Die Lagerung schwergewichtiger Patienten bedarf besonderer technischer Voraussetzungen und Erfahrungen. Die technischen Einrichtungen müssen für das aktuelle Gewicht des Patienten zugelassen sein. Hier beginnt bereits ein Problem für viele Krankenhäuser. Weiterhin muss während der Operation der Oberkörper extrem hochgelagert werden, damit die Fettdepots des Bauches und des Bauchraums nach unten sinken, um eine optimale Sicht auf das Operationsgebiet am Mageneingang zu ermöglichen. Hier besteht sofort die Gefahr des Verrutschens von Patienten. Antirutschmatten und Gurtfixierungen reichen bei Patienten mit einem Gewicht von mehr als 130 kg meist nicht aus. Die Lagerung in Beinschalen schützt nicht nur den Patienten vor eventuellen Lagerungsschäden, sondern ermöglicht auch dem Operateur, in einem günstigen Arbeitswinkel für die Operation zwischen den abgespreizten Beinen des Patienten Platz zu nehmen (Abb. 13).

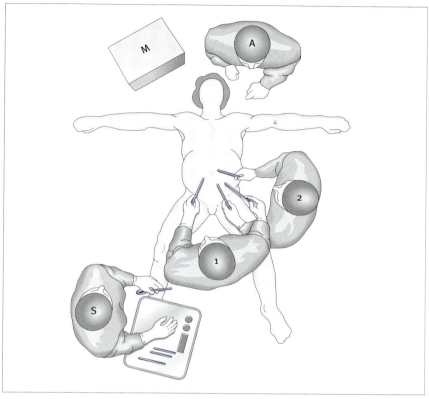

Abb. 13: Anordnung des Operations-Teams. Der Narkosearzt befindet sich beim Kopf des Patienten.

Anlegen des Pneumoperitoneums (Gasfüllung der Bauchhöhle)

Laparoskopische Operationen werden durch eine Gasfüllung der Bauchhöhle ermöglicht. Es handelt sich dabei um Kohlendioxid, das unter Druck eingeblasen wird (Abb. 12). Es schafft einen kuppelförmigen Raum, der die Ausführung von Operationen mit langen und feinen Instrumenten unter Sicht einer Videokamera erlaubt. Das Anlegen einer Gasfüllung des Bauchraums stellt jedoch bei adipösen Bauchdecken ein technisches Problem dar [49]. Die Aufdehnung der Bauchhöhle macht sich gelegentlich nach dem Eingriff durch Schmerzen in den Schultern bemerkbar, die durch die Dehnung des Zwerchfells hervorgerufen werden; sie verschwinden aber wieder ohne Maßnahmen innerhalb kurzer Zeit.

Anlegen von Zugängen (Trokaren)

Entgegen der herkömmlichen Chirurgie werden bei den laparoskopischen Operationen keine größeren Schnitte gesetzt, um die Bauchhöhle zu eröffnen und die Operation ausführen zu können. Die Operation erfolgt unter Sicht einer Videokamera und mit Hilfe von speziellen langen Instrumenten. Diese müssen in die Bauchhöhle eingeführt werden. Dazu werden so genannte Trokare benutzt, die als Röhren durch die Bauchdecke geführt werden und mit einem Ventilmechanismus das Entweichen des Gases aus der Bauchhöhle verhindern (Abb. 11). Die Anzahl und der Durchmesser der Trokare (siehe auch Abb. 17) sind unterschiedlich. Beim Magenschrittmacher werden 3, beim Magenband 5 und beim Bypass-Verfahren bis zu 7 Trokare eingesetzt.

Das steuerbare Magenband (Gastric Banding)

Das steuerbare Magenband gilt als ein wenig invasives Verfahren, für das nunmehr Langzeiterfahrungen von mehr als 7 Jahren vorliegen. Es wird bei der morbiden Adipositas bei einem BMI bis zu maximal 50 erfolgreich eingesetzt. Bei einem BMI von über 50 werden häufiger unbefriedigende Ergebnisse erzielt, da die dauerhafte Gewichtsreduktion sich bei einem Verlust zwischen 40 % und 60 % des Übergewichtes einpendelt. Voraussetzungen sind eine hohe Kooperationsbereitschaft und Selbstdisziplin des Patienten, da das Band »ausgetrickst« werden kann. Patienten ohne diese Voraussetzungen werden häufiger Misserfolge haben. In all diesen Fällen sind kombinierte Verfahren erfolgreicher. Die Lebensqualität ist in den ersten beiden Jahren des Gewichtsverlustes sehr gut. Später, nach Stabilisierung der Gewichtskurve, zeigen kombinierte Verfahren eine höhere Lebensqualität, da die Nahrungseinschränkung wesentlich geringer ist. Das steuerbare Magenband ist ein Verfahren der »ersten Wahl«, das zu späteren Zeitpunkten jederzeit in einen Magenbypass mit Magenband umgewandelt werden kann, wenn die Einschränkung der Nahrungszufuhr die Lebensqualität zu nachhaltig beeinträchtigt oder wenn ein erneuter Gewichtsanstieg zu verzeichnen ist, weil sich die Ernährungsgewohnheiten geändert haben.

Prinzip des steuerbaren Magenbandes

Das Prinzip des steuerbaren Magenbandes besteht in der Kombination von aufblasbarem Magenband und angeschlossenem Kammersystem (Abb. 14). Die am längsten und zuverlässigsten eingesetzten Band-Typen sind das Lap-Band (BioEnterics, USA) und das so genannte »Schwedenband« (Obtech, Schweiz). Die Bänder werden zumeist aus Silikon-Elastomer hergestellt. Die innere Oberfläche des Bandes ist aufblasbar (Abb. 15 b). Je nach Füllungszustand ändert sich der innere Durchmesser des Bandes (Stoma). Das Band wird mit der Steuerkammer (Port) durch ein langes Silikonband verbunden. Dieses Band ist im Röntgenbild sichtbar zu machen. Die Steuerkammer wird während der Operation in die Bauchdecke eingepflanzt und erlaubt durch eine stufenlose Flüssigkeitsfüllung eine Steuerung des Ma-

■ Das steuerbare Magenband (Gastric Banding) ■■■■■■■■■■■■■■■■

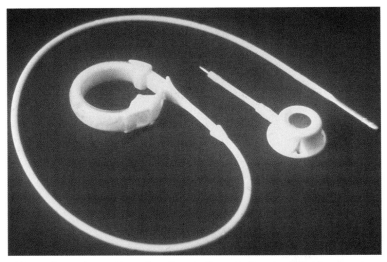

Abb. 14: Steuerbares Magenband nach Kuzmak (Band mit Schlauchsystem und Portkammer).

genbandes. Das Reservoir für die Flüssigkeit besteht aus Titan und einem speziellen Plastikseptum. Es hält hohem Druck stand und erlaubt bis zu 1000 Punktionen mit einer Spezialnadel, ohne dass ein Funktionsverlust auftritt. Das Material Titan behindert im Gegensatz zu Stahl spätere Untersuchungen wie Computertomographie oder Kernspintomographie nicht.

Die Steuerung erfolgt durch eine Punktion des Ports mittels einer langen und sehr dünnen Spezialnadel (20 Gauge, Abb. 15 a). Zunächst muss die Punktion unter Röntgendurchleuchtung erfolgen, da aufgrund der fettreichen Bauchdecken ein Auffinden des Ports sonst nicht möglich ist. Durch Einfüllen von Flüssigkeit in die Portkammer wird nach dem Prinzip eines geschlossenen hydraulischen Systems über den Verbindungsschlauch auch das Band gefüllt. Mit steigendem Füllungsvolumen wird der auffüllbare Teil des Bandes weiter aufgeblasen und der Durchmesser des Bandes verringert sich. Nach erfolgreicher Gewichtsabnahme kann die Portkammer auch ertastet werden und die Hilfe des Durchleuchtungsgeräts wird nicht mehr benötigt.

Die Möglichkeit der Steuerung des Banddurchmessers ist ein entscheidender Vorteil des Verfahrens. Bei zu rascher Gewichtsabnahme kann das Band etwas geöffnet werden. Auf die einzelnen Möglichkeiten der »Bandblockung« (Füllen des Bandes mit Flüssigkeit) und des »Entblockens« (Ablassen

Prinzip des steuerbaren Magenbandes

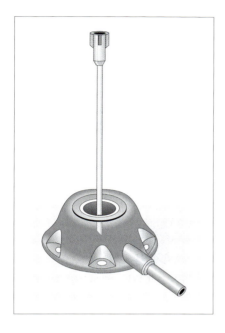

Abb. 15 a: Punktion der Portkammer mit einer Spezialnadel zur Füllung.

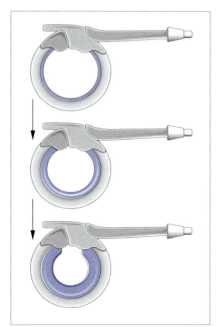

Abb. 15 b: Veränderung des Innendurchmessers durch Füllung des aufblasbaren Teils des Magenbandes.

■ Das steuerbare Magenband (Gastric Banding) ■

der Flüssigkeit) wird später noch genauer eingegangen. In anderen Ländern gibt es Kliniken, die auch nicht-steuerbare Bänder einsetzen (kostengünstiger). Aus unserer Sicht können derartige Bänder generell nicht empfohlen werden, da sie dauerhafte Verengungen hervorrufen.

Durchführung der Operation

Bei der Operation mit der Inspektion der Bauchhöhle ergibt sich durch die Bauchspiegelung die einmalige Gelegenheit, eine Reihe von Organen unter Sicht zu kontrollieren. Bei den adipösen Patienten wird diese Möglichkeit durch erhebliche Fettansammlungen innerhalb der Bauchhöhle meist stark eingeschränkt. Nach der Inspektion aller Organe wird zunächst der linke Leberlappen mit einem Halter angehoben, damit die Sicht auf den Mageneingang möglich wird. Bei vielen Patienten ist im Rahmen der Überernährung eine Fettleber entstanden, die zu einer erheblichen Vergrößerung des Organs geführt hat.

Danach wird ein über die Speiseröhre eingebrachter Spezialballon im Magen mit 25 ml Wasser aufgeblasen und in den Mageneingang zurückgezogen. Somit lässt sich auf der Höhe der Spitze des Ballons die optimale Lage für die spätere Bandeinlage bestimmen. Mit Hilfe von Spezialinstrumenten wird nun ein kleiner Kanal unter Sicht um den Mageneingang geschaffen, in den das Band eingelegt werden soll. Dabei wird darauf geachtet, dass keinerlei Blutungen oder Verletzungen des Magens auftreten. Mit biegbaren Spezialinstrumenten, die das Band herumlegen, wird danach um den Magen gefahren. Dazu muss zuvor das Band vorbereitet und in die Bauchhöhle gebracht werden. Generell ist zu bemerken, dass bei verschiedenen Operationsschritten das Band auch verletzt werden kann.

Der Platzierung des Bandes muss große Aufmerksamkeit gewidmet werden. Es wird mit verschiedenen Techniken am Mageneingang positioniert. Keinesfalls sollte es nur um die Speiseröhre gelegt werden, da sich somit kein Vormagen ausbilden kann. Um eine Verletzung der Speiseröhre oder im Bereich des Magens, insbesondere der nicht einsehbaren Magenhinterwand, auszuschließen, sollte eine so genannte »Blauprüfung« durchgeführt werden.

Nach erfolgter Prüfung wird die Flüssigkeit wieder abgesaugt und danach die Sonde bis in den Magen vorgeschoben. Sollte während der Operation der Verdacht bestehen, dass das aufblasbare Magenband verletzt oder beschädigt wurde, so kann in das Schlauchsystem Blaulösung gegeben werden. Bei einem kleinen Defekt der Membran würde man den Austritt der Farblösung bemerken.

Nach der Entfernung aller Instrumente wird das Schlauchende über eine Trokarstelle herausgezogen. Der Schlauch wird nun auf eine optimale Länge gekürzt und mit der Portkammer verbunden. Eine lockere Beweglichkeit sollte auch bei sportlicher Tätigkeit problemlos möglich sein. Die Portkammer wird danach auf oder unter der sehnigen Verstärkung (Rektusaponeurose) des vorderen geraden Bauchmuskels mit 4 Fäden eines nichtresorbierbaren Nahtmaterials befestigt. Die Befestigung der Portkammer auf oder in der Muskulatur ist unbedingt notwendig, da sich sonst die Kammer drehen kann. Bei einer Kippung der Portkammer wird es später kaum oder nicht möglich sein, die Punktion zur Füllung vorzunehmen.

Es gibt Kliniken, die eine Befestigung auf dem Brustbein oder dem linken Rippenbogen bevorzugen. Diese Lokalisation mag anfangs Vorteile haben, wenn es um eine Punktion mit der Nadel geht. Es besteht ein festes Widerlager und die Fettschichten sind in diesen Regionen nicht so dick. Später zeigen sich jedoch die Nachteile für den Patienten. Der Port wird sichtbar und steht hervor. Insbesondere Frauen bekommen Probleme mit dem Tragen des BH, der an der Kammer zu scheuern beginnt. Auf lange Sicht bietet der Port im Bauchbereich, wo er keine Probleme bereitet, die größeren Vorteile für den Patienten.

Der Wundverschluss beendet die Operation. Die Hautnaht wird mit einem Wundpflaster verdeckt. Drainagen (Schlauchsysteme zur Ableitung von Wundsekret) können im Bereich der Portkammer für 24 bis 48 Stunden eingelegt werden. Sie verhindern Blutansammlungen, die möglicherweise der Ausgangspunkt für Infektionen des Portsystems sein könnten.

Gefahren und Komplikationen

Das richtige Essverhalten und die Berücksichtigung von Ernährungsempfehlungen sind die besten Vorbeugungsmaßnahmen gegen jede Störung und Komplikation nach einer Magenband-Operation. Grundsätzlich lassen sich Notfallsituationen und Komplikationen in folgende zwei Hauptgruppen einteilen:

1. Komplikationen seitens des Bandes und
2. Komplikationen seitens des Port- und Schlauchsystems.

Das steuerbare Magenband (Gastric Banding)

Im Folgenden sind die möglichen Komplikationen in ihrer Entstehung, ihren ersten Anzeichen und in ihren Behandlungsmöglichkeiten ausführlich dargestellt.

Pouchdilatation. Sie tritt bei Patienten auf, die ihr gestörtes Essverhalten nicht oder nur unzureichend auf die neuen Bedingungen für die Nahrungszufuhr umstellen können. Bei der Pouchdilatation handelt es sich um eine Aufdehnung des Vormagens, wobei das Füllungsvolumen deutlich zunimmt. Die zu starke Engstellung des Stomas (Bandöffnung) bei der Bandfüllung stellt eine weitere Ursache für die Aufdehnung des Pouches dar. Sie kann Ausgangspunkt für ein Verrutschen des Bandes sein. Häufig kommt es bei diesen Patienten zu mehrfachen Aufdehnungen. Symptome sind gehäuftes Erbrechen und vermehrte Aufnahmekapazität bei der Nahrungsaufnahme. Die Gewichtskurve stagniert, da mehr Nahrung während der Mahlzeiten eingenommen werden kann. Die Behandlung besteht in der sofortigen Entblockung des Bandsystems und der Entlastung des dilatierten Pouches mittels einer Magensonde. Unbehandelt kann sich aus der Pouchdilatation auch eine Slippage entwickeln.

Stomaokklusion. Der Verschluss der Durchtrittsöffnung des Magenbandes (Stoma) kann durch alle nicht ausreichend gekaute Nahrungsbestandteile bedingt sein. Am häufigsten wird ein Verschluss durch Salate und Fleischbrocken beobachtet. Faserreiche Nahrungsbestandteile (Apfelsinen, Spargel u. a.) sollten daher entsprechend vorbehandelt oder sogar vermieden werden. Bislang haben wir unzählige Stomaokklusionen gesehen. In einem Fall haben wir eine Okklusion durch einen Hühnerknochen beobachtet. Die Therapie besteht in der Öffnung des Bandes durch Entfernen der Füllflüssigkeit über die Portkammer und ein anschließendes Trinken unter Röntgenkontrolle. In der Regel lässt sich damit die Okklusion beseitigen. Bei einem Verschluss von mehr als 6 Stunden sollte wegen der Pouchdilatation und einer möglichen entzündlichen Komponente die Bandfüllung erst nach einigen Tagen erfolgen. Besteht die Stomaokklusion fort, muss eine erneute Laparoskopie mit nochmaliger operativer Behandlung erfolgen. Sie erfordert jedoch eine ausreichende operationstechnische Erfahrung. Gelingt die Reposition nicht, so muss das Band geöffnet werden. Es sollte keinesfalls voreilig entfernt werden.

Slippage. Unter dem Begriff Slippage versteht man ein Verrutschen des Bandes. Genauer gesagt, rutscht der untere Magen teilweise durch das Band nach oben. Es ist eine typische Komplikation des Magenbandes, die einer sofortigen notfallmäßigen Behandlung bedarf. Ursächlich kommen Erbrechen oder eine vorbestehende Pouchdilatation in Betracht. Eine Passagestörung oder ein kompletter Verschluss des Banddurchtritts durch Magenwandanteile entwickelt sich. Die Situationen eines Slippage wurden in den ersten Jahren nach der Einführung des steuerbaren Magenbandes häufiger (bis zu 17 %) beobachtet. Seitdem man Nähte als Sicherung gegen ein Verrutschen anbringt, hat sich die Rate eines Slippage auf 3 % bis 6 % verringert. Die notfallmäßige Erstbehandlung besteht in der sofortigen Öffnung des Bandes und dem Legen einer Magensonde unter Röntgenkontrolle, wobei die Spitze der Sonde in den dilatierten Pouch platziert werden muss. Lässt sich durch diese Maßnahmen eine Passage wieder herstellen, so kann unter stationären Bedingungen abgewartet werden. Die planbare Slippageoperation mit erneuter Fixation des Bandes kann zu einem späteren Zeitpunkt durchgeführt werden.

Bandarrosion. Die Arrosion (Schädigung) des Magens im Bandbereich ist die gefürchtetste postoperative Komplikation. Sie kann erst Monate oder Jahre nach der Implantation auftreten. Die Sicherung der Diagnose erfolgt durch Magenspiegelung (Gastroskopie). Eine Magenwandverletzung während der ersten Operation, Druckschädigung der Magenwand infolge starker Bandfüllung und eine Infektion des Bandapparates können ursächlich verantwortlich gemacht werden. Die Häufigkeit der Bandarrosion wird mit 1 % bis 4 % angegeben. Während bei vielen Patienten die Arrosion weitgehend ohne Schmerzen oder andere Krankheitszeichen verläuft, kann es auch zu einer Blutung aus der Magenwand kommen. Die Diagnose wird in der Regel gastroskopisch gesichert. Die Entfernung des Bandes kann bei meist fehlender klinischer Symptomatik planmäßig innerhalb der folgenden Tage stattfinden. Die Öffnung im Magen wird durch Übernähung laparoskopisch verschlossen. Die Infektion der Portkammer ist oftmals das einzige Hinweiszeichen.

Portkammer. Die Portkammer kann Ausgangspunkt infektiöser oder technischer Komplikationen sein. Die Infektionsgefahr ist in adipösen Bauchdecken besonders hoch. In bis zu 4 % der Fälle tritt innerhalb von maximal 3 Wochen die klinisch manifeste Infektion der Portkammer auf. Infektionen im Bereich des Portlagers müssen sofort und konsequent behandelt werden. Die sicherste Methode ist die sofortige Entfernung mit Verschluss des Schlauchsystems, dessen Ende in die Bauchhöhle verlagert wird. Eine spätere Verbindung mit einer Portkammer in anderer Lokalisation ist sicherer als die sofortige Neuimplantation an anderer Stelle. Auch bei sicherer

Fixation der Portkammer auf der Rektusaponeurose werden gelegentlich Portdrehungen beobachtet.

Portschlauch. Das Schlauchsystem kann kleine Defekte aufweisen (Materialschaden durch Klemmen während der Erstoperation) oder sich unter Dauerdruck des Systems an der Verbindung zur Portkammer lösen. Der Funktionsverlust des Bandes bei regelrechter Lage zwingt stets zur Röntgenkontrolle des Schlauch- und Portsystems. Die Therapie besteht in der Neuverbindung des Schlauchsystems entweder an der bisherigen Verbindungsstelle oder mit Hilfe einer Verbindungskanüle an anderer Stelle.

Kombination von steuerbarem Magenband und anderen operativen Eingriffen

Selbstverständlich kann eine Reihe von laparoskopischen Eingriffen in der Bauchhöhle bei einer Gastric-Banding-Operation simultan, d. h. gleichzeitig durchgeführt werden. Entscheidend ist dabei jedoch der Grundsatz, dass das Risiko für den Patienten dadurch nicht unvertretbar erhöht wird. Bedingt durch die technischen Möglichkeiten eines laparoskopischen Zugangs zu den Oberbauchorganen kommen Kombinationen von Magenband-Implantation und folgenden Eingriffen in Frage: Gallenblasenentfernung (Cholezystektomie), Versorgung von Zwerchfellbrüchen und die operative Behandlung von Zysten der Leber und der Milz. Es darf kein besonders erhöhtes Risiko einer Blutung, Organverletzung und insbesondere einer Infektion bestehen. Der Grund liegt auf der Hand, denn das Band ist ein Fremdmaterial und darf sich keineswegs infizieren. Potenziell kann die Gallenflüssigkeit Bakterien enthalten, die das Kunststoffimplantat infizieren können. Operative Eingriffe im Unterbauch (z. B. an den inneren Genitalien, Leistenbrüche) sind nicht von den gleichen Zugängen (Trokaren) zu bewerkstelligen. Aus diesem Grunde müssten, wenn Simultaneingriffe im Unter- oder Mittelbauch durchgeführt werden sollten, zusätzliche Zugänge geschaffen werden. Die Kombination mit anderen Eingriffen sollte daher stets kritisch hinterfragt werden. Es ist technisch viel einfacher und damit für den Patienten auch sicherer, den Eingriff im Unterbauch erst dann durchführen zu lassen, wenn er bereits schlank ist. Operationen, bei denen Darmbakterien austreten können, sollten grundsätzlich nicht mit der Magenbandimplantation kombiniert werden (z. B. Entfernung des Wurmfortsatzes).

Nothilfepass (Implantatpass)

Bei der Entlassung erhält der Patient einen Implantatpass. Im Übrigen muss vor jeder Magenspiegelung der untersuchende Arzt über das Vorhandensein eines Magenbandes unterrichtet werden. Vor der Untersuchung muss das Band unbedingt geöffnet werden. Durch eine Punktion der Portkammer muss die gesamte Füllung abgelassen und nach der Untersuchung wieder aufgefüllt werden. Andernfalls ist nicht nur die Untersuchung unmöglich, sondern es kann zu Verletzungen kommen! Die Telefonnummer der Klinik, in der die Erstoperation durchgeführt wurde, sollte dabei im Nothilfepass stets vermerkt sein (Abb. 16).

Medical Information

This person has an adjustable gastric banding system implanted around the stomach to assist in weight loss. Before prescribing oral medications or performing any gastric of abdominal procedure, please consult the patient's bariatric surgeon:

Cette personne a fait l'object d'une operation fin d'implanter une bande destriction gestrique pour le traitement de lébé sité Veuillez appeler si vous avez des questions á poser:

An dieser Person wurde ein Eingriff vorgenommen, um ein verstellbares Silikon-Magenband zur Behandlung von extremer Korpulenz einzusetzen. Rufen Sie bitte an, falls Sie irgendwelche Fragen haben:

Questo individuo ha subito un intervento per introdurre una Facia gastrica regolabile al silicone per la cura di forte obesita. Si prega di telefonare per ulteriori informazioni:

A esta persona se le praticó un implante de una banda gástricá de silicona ajustable para el tratamiento, de una obesidad grave. En caso de tener alguna pregunta por favor llame a:

Dr. _____ Tel. _____

Abb. 16: Nothilfepass für Träger eines Magenbandes (in verschiedenen Sprachen).

Kann das Band wieder entfernt werden?

Die Antwort, um es gleich vorwegzunehmen, lautet: Das Band bleibt in der Regel ein Leben lang. In den meisten Fällen erfolgt die Normalisierung des Körpergewichts innerhalb von 2 Jahren nach der Operation. Ist einmal der Zielbereich erreicht und das Gewicht bleibt konstant, kommt bald die berechtigte Frage auf: »Brauche ich das Magenband noch?« Wird das Band entfernt, muss mit der Rückkehr zu alten Essgewohnheiten und damit zum alten Gewicht gerechnet werden. Ob diese Situation eintritt oder nicht, kann vorher niemand sicher beantworten.

Magenbypass (Gastric Bypass)

Der Magenbypass, auch Gastric Bypass oder Roux-en-Y-Bypass genannt, wird bei allen Formen der morbiden Adipositas eingesetzt. Es handelt sich um eine Kombination von Nahrungseinschränkung (kleiner Restmagen) und Mangelverdauung (insbesondere von Fett). Damit ist der Patient nicht nur auf sich allein gestellt, sondern der Körper hilft durch eine eingeschränkte Fettaufnahme mit. Bei einem Körpermassenindex von mehr als 50 wird es aber schwierig, nur mit einer Einschränkung der Nahrungszufuhr (Restriktion) den gewünschten Erfolg zu erzielen. Einen weitaus größeren Gewichtsverlust (Mittelwert 75% des Übergewichts innerhalb von 2 Jahren) als die alleinige Einschränkung der Nahrungszufuhr erreicht der Magenbypass und der biliopankreatische Bypass. Es gibt eine Vielzahl von Patienten, die nur mit einer Einschränkung der Nahrungszufuhr (Magenballon, Magenplastik nach Mason, Magenband u.a.) nicht den gewünschten Erfolg erzielen. Dies betrifft vor allem auch Menschen, deren Übergewicht vorwiegend durch den zu reichlichen Konsum von Flüssigkeiten und speziell süßen Getränken verursacht wird. Mit den beiden erwähnten Magenverkleinerungs-Operationen (Gastroplastik, Magenband) erleiden solche Patienten unter Umständen einen Misserfolg, weil sie nach der Operation noch mehr auf Süßigkeiten wie Softeis und stark kalorienhaltige Getränke ausweichen, deren Aufnahme durch die Magenverkleinerungseingriffe nur wenig behindert wird. Solchen Patienten muss eventuell eine Kombination von Nahrungseinschränkung und Mangelverdauung von Fett als Hauptenergielieferanten angeboten werden. Dazu zählen der Magenbypass (GBP: Gastric Bypass) einschließlich des Magenbypasses mit Magenband und der biliopankreatische Bypass (BPB).

Männer haben zudem einen höheren Anspruch an die spätere Lebensqualität, wobei sie oft das Essen als einen gewichtigen Teil davon ansehen. Sie sind häufiger als Frauen nicht willens, ein Leben lang extreme restriktive Einschränkungen zu erdulden.

Der Magenbypass ist »betrugssicher«, d.h. er kann vom Patienten nicht bewusst oder unbewusst überlistet werden. Patienten, die Probleme in der Selbstkontrolle haben, und das sind immerhin 80% der extrem Adipösen, profitieren von dieser Operationsmethode besonders. Der Magenbypass gilt in den USA inzwischen als Goldstandard der Adipositas-Chirurgie. Der Vor-

■ Magenbypass (Gastric Bypass) ■

teil der Operation besteht in der zuverlässigen Senkung des Körpergewichts. Typischerweise wird eine Reduktion des BMI um 18 Punkte (z.B. von BMI 45 auf BMI 27) erzielt. Der Eingriff kann und sollte laparoskopisch durchgeführt werden; er erfordert vom Operateur jedoch große Erfahrung und Geschicklichkeit.

Prinzip des Magenbypasses

Diese Operation verfolgt ein kombiniertes Prinzip: Einschränkung der Nahrungszufuhr durch Magenverkleinerung und Einschränkung der Fettverdauung. Verdauungssäfte aus Bauchspeicheldrüse und Galle, welche zur Fettverdauung nötig sind, werden so umgeleitet, dass sie erst weiter unten in den Darm gelangen. Deshalb wird gut 40% des mit der Nahrung aufgenommenen Fettes nicht verdaut und somit ausgeschieden. Obwohl es sich um einen größeren und komplizierteren Eingriff handelt, ist der Krankenhausaufenthalt bei einer minimal-invasiven Ausführung nur kurz. Die Komplikationsrate ist niedrig. Allerdings können die seltenen Komplikationen, wenn sie auftreten und nicht rechtzeitig entdeckt werden, schwerwiegend sein. Das Wirkungsprinzip des Magenbypass besteht nicht nur darin, dass die Nahrungsaufnahme beschränkt wird, sondern durch Süßigkeiten und süße Getränke ein so genanntes Dumping-Syndrom ausgelöst werden kann, dessen Symptome sich in Schwächegefühl, Schweißausbruch, Blässe, Druckgefühl im Oberbauch, Übelkeit, Erbrechen und eventuell Durchfall äußern. Um diesen Beschwerden auszuweichen, sind die Patienten gezwungen, auf den übermäßigen Konsum von Süßigkeiten weitgehend zu verzichten. Bei einem zu starken Verzehr von Fett kommt es zu übel riechenden Fettstühlen. Es ist also ein Verfahren, bei dem man sich nicht selbst betrügen kann.

Durchführung der Operation

Der laparoskopische Eingriff macht mindestens 6 Trokarzugänge notwendig, die allesamt im Oberbauch und Mittelbauch platziert werden (Abb. 17). Beim Magenbypass wird das Fassungsvermögen des Magens ebenfalls mit Hilfe einer Klammernaht reduziert; der Magen wird in zwei Teile getrennt. Es gibt aber bei dieser Methode keinen Ausgang in den Restmagen mehr, sondern der Dünndarm wird an einer Stelle durchtrennt und das eine Ende an eine Öffnung der Magentasche genäht, während das kleinere Ende wie-

Durchführung der Operation

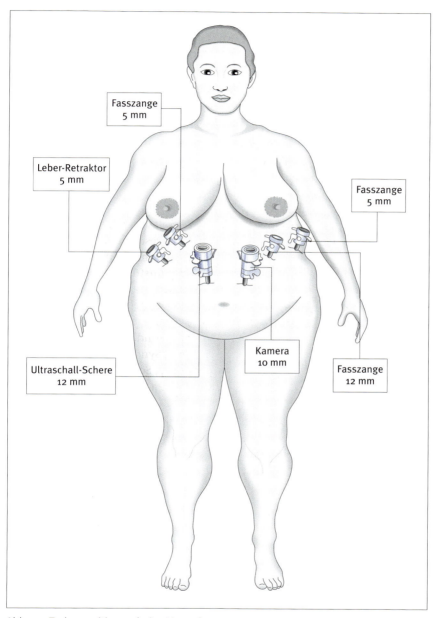

Abb. 17: Trokarpositionen beim Magenbypass.

Magenbypass (Gastric Bypass)

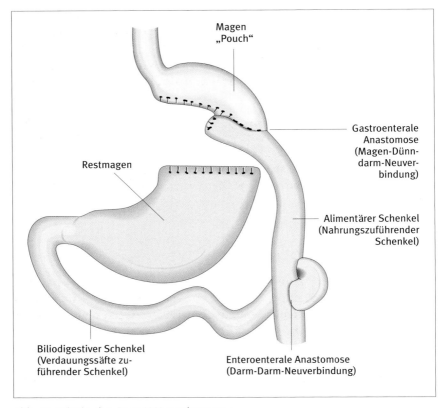

Abb. 18: Prinzip des Roux-Y-Magenbypasses.

der mit dem restlichen Dünndarm verbunden wird, sodass eine Y-förmige Montage resultiert (Abb. 18). Das Fassungsvermögen der Magentasche beträgt 20 bis 90 ml, und der Magenausgang in den Dünndarm hat einen Durchmesser von etwa 1 cm. Bei dieser Operation wird eine funktionelle Verkürzung des Dünndarms vorgenommen. Das Jejunum (der vom Zwölffingerdarm bis zum Krummdarm reichende Abschnitt des Dünndarms) wird etwa 70 cm bis 200 cm hinter dem Übergang zum Duodenum (Zwölffingerdarm) abgetrennt und mit einem künstlich geschaffenen Magen-Pouch in der Nähe der Speiseröhre verbunden. Die stillgelegte Jejunumschlinge wird wie bei der Roux-en-Y-Operation End-zu-Seit verbunden. Bei dieser Methode gelangt also die Nahrung nicht wie bei den ersten beiden Verfahren verzögert in den Hauptteil des Magens, sondern überhaupt nicht. Der Magen wird umgangen und die Nahrung gelangt aus der kleinen Magentasche direkt in den Dünndarm. Die an den Magen genähte Dünndarmschlinge (per Handnaht oder maschinell) hat zunächst nur den Nährstofftransport zu gewährleisten. Die Verdauungssäfte treten erst später in der Y-Anastomose (Y-Neuverbindung) ein, sodass hier keine Fettverdauung stattfinden kann.

Die Operationszeiten hängen von der Technik und der Erfahrung des Operateurs ab. In den ersten Jahren ab 1996 benötigten die ersten US-Chirurgen etwa 8 Stunden. Je nach Anzahl der Operationen, dem Gewicht des Patienten, bestehenden Nebenerkrankungen und nach laparoskopischen Fähigkeiten des Operateurs bewegt sich die Operationszeit zwischen $1^{1}/_{2}$ und 3 Stunden.

Gefahren und Komplikationen

Die Technik ist sehr komplex. Im Gegensatz zu Magenband und Magenschrittmacher werden grundlegende Veränderungen am Verdauungsapparat vorgenommen. Die Neuverbindungen zwischen Magen und Dünndarm stellen ein potenzielles Risiko dar. Die Komplikationsrate wird bei laparoskopischer Technik mit 5% angegeben (gegenüber 16% nach offener Operation [21]). Sie ist vom Gewicht des Patienten und der Lernkurve des Chirurgen abhängig. Wittgrove [72,73] hat bei über 1500 laparoskopischen Operationen keine Anastomoseninsuffizienz beobachten können, kein Patient ist an den Folgen der Operation verstorben und die Krankenhausaufenthaltsdauer konnte auf immerhin 1,5 Tage gesenkt werden. Hier sind die typischen Auswirkungen des US-Gesundheitssystems erkennbar. Die Operation allein kostet über 50 000 US-Dollar. Die Senkung der Komplikationsrate wird insbesondere bei den Wundinfektionen (von 10,5% auf 1,3%) und bei den Narbenhernien (von 7,9% auf 0%) deutlich [43].

Anämie (Blutarmut) durch Eisenmangel, Vitamin B_{12}- und Folsäure-Mangel sind die häufigsten Langzeitfolgen eines Magenbypasses. Deshalb muss mindestens einmal jährlich durch eine Injektion Vitamin-B_{12} verabreicht werden. Menstruierende Frauen benötigen eine zusätzliche Medikation von Eisenpräparaten. Nach der Operation klagen viele Patienten über Erbrechen und ein Dumping-Syndrom, wenn sie sich nicht streng an die Ernährungsrichtlinien halten.

Magenbypass (Gastric Bypass)

Achtung! Zur Schwangerschaftsverhütung ist die »Pille« nach Magenbypass nicht mehr zuverlässig. Es müssen andere Verhütungsmethoden ergriffen werden. Die »Pille« kann jedoch auch durch Injektion (»Spritze«) verabreicht werden.

Magenbypass mit Magenband (Banded Bypass)

Für »Magenbypass mit Magenband« werden auch bedeutungsgleich die Bezeichnungen »Banded Bypass«, »Banded Magenbypass« und »VGBG: vertical bypass nach Weiner« verwendet. Prinzipiell gibt es in der Indikation keinen Unterschied zum klassischen Magenbypass. Allerdings bietet sich dieses Verfahren insbesondere für Patienten an, die bereits ein Magenband haben und keinen ausreichenden Erfolg damit hatten. Das trifft vor allem auf Patienten zu, die im Laufe der Zeit nach der Magenbandimplantation zu energiereichen Getränken ausgewichen sind. Weiterhin ist mit dieser Operation für viele Patienten und Ärzte das Argument gegen den Bypass auszuräumen, dass zu einem späteren Zeitpunkt nach einem »klassischen« Bypass keine Magenspiegelung (Gastroskopie) oder keine Maßnahme an den Gallenwegen auf endoskopischem Wege (ERCP: endoskopisch retrograde Cholangiopankreatiokographie) mehr möglich ist. Beim Banded Bypass besteht dieser wesentliche Nachteil nicht mehr, da nach Entblockung des Magenbandes sowohl der Magen als auch der Zwölffingerdarm endoskopisch (mit Spiegelung) erreichbar ist. Nach der Untersuchung wird das Band dann wieder geschlossen.

Prinzip des Banded Bypass

Die Abklammerung des Magens unterbleibt oder wird nur teilweise durchgeführt, sodass die normale Magenpassage zunächst erhalten bleibt. Stattdessen wird die Passage vom Vormagen in den Hauptmagen mit einem steuerbaren Magenband verschlossen. Die Roux-Y-Schlinge wird auf den Vormagen mit einem Klammernahtgerät oder durch eine Handnaht angeschlossen. Der Port wird wie bei einem Magenband in die Bauchdecke eingesetzt. Sollte nach einer Magenbandoperation bereits ein Port vorhanden sein, so wird dieser an alter Stelle unverändert belassen.

Durchführung der Operation

Der Eingriff ist die Kombination von Bandimplantation und Bypass-Operation und wird laparoskopisch durchgeführt. Zuerst wird der Vormagen vom Hauptmagen mit einem Magenband abgetrennt. Bei Patienten, die bereits ein Band haben, wird dieses geöffnet und etwas »tiefer« gesetzt. Danach schließt sich die Ausschaltung der Dünndarmschlinge und die Naht der beiden Anastomosen an (siehe Magenbypass). Alle weiteren Prinzipien sind die gleichen wie beim klassischen Magenbypass. Das Band wird nach 4 Wochen durch Füllung (unter Röntgendurchleuchtung) geschlossen. Allerdings kann die Gewichtsabnahme gesteuert werden.

Gefahren und Komplikationen

Das Kombinationsverfahren wird erst seit 2001 eingesetzt. Die meisten Operationen wurden in der eigenen Klinik durchgeführt. Der Verlauf nach der Operation unterscheidet sich nicht vom herkömmlichen Bypass. Lediglich 4 Wochen nach der Operation wird das Band durch Füllung geschlossen. Himpens [26] hat allerdings eine Bandmigration bei einem seiner nunmehr insgesamt 9 Patienten beobachtet. Es handelt sich dabei um eine typische Komplikation des steuerbaren Magenbandes (siehe Magenband). Hier kann das Band laparoskopisch entfernt und der Banded Bypass durch ein Klammernahtgerät in einen klassischen Bypass laparoskopisch umgewandelt werden.

Neben dem grundlegenden Vorteil der späteren Magenspiegelung, ERCP und Steuerung der Gewichtsabnahme werden die Komplikationsmöglichkeiten durch das Band selbst in Kauf genommen. Band- und Port-Komplikationen sind von denen der »reinen« Band-Chirurgie grundsätzlich nicht verschieden. Es ist daher anzunehmen, dass die Komplikationsrate etwas höher ist als beim klassischen Bypass.

Biliopankreatischer Bypass (BPD: Biliopankreatische Diversion)

Bei einem Körpermassenindex von mehr als 50 wird es zunehmend schwieriger, nur mit einer Einschränkung der Nahrungszufuhr (Restriktion) den gewünschten Erfolg zu erzielen. Der biliopankreatische Bypass erzielt in den ersten Jahren einen weitaus größeren Gewichtsverlust (Mittelwert 85 % des Übergewichts) als alle anderen Operationsverfahren. Bei ihm ist die Komponente der Mangelverdauung noch stärker ausgeprägt. Auch in Langzeitstudien von 2241 Patienten über einen Zeitraum von 21 Jahren hielten die Patienten einen Verlust des Übergewichtes von 75 % [50,51]. Damit ist das Verfahren auf lange Sicht bislang allen anderen Operationstechniken überlegen.

Prinzip des biliopankreatischen Bypasses

Die so genannte biliopankreatische Teilung (engl.: biliopancreatic diversion = BPD) wurde Ende der 70er-Jahre von Nicolau Scopinaro in Genua (Italien) entwickelt. Sie hat eine gewisse Ähnlichkeit mit dem Roux-Y-Magen-Bypass. Das Prinzip besteht aus einer Nahrungsrestriktion (Magenverkleinerung durch Schlauchmagenbildung) und einer Mangelverdauung. Dabei wird entweder die große Kurvatur (Krümmung) entfernt und ein Magenschlauch gebildet oder ähnlich dem Magenbypass eine quere Abtrennung des Magens vorgenommen (Abb. 19) Auf jeden Fall wird der abgetrennte Magenrest entfernt, sodass eine spätere Magenspiegelung für den »Restmagen« möglich ist. Die erste Hälfte des Dünndarms wird von der Passage der Verdauungssäfte ausgeschaltet. Der gemeinsame Kanal von Verdauungssäften und Nahrung ist 50 bis 100 cm lang. Dadurch wird die aufgenommene Nahrung erst verspätet mit dem biliopankreatischen Sekret in Verbindung gebracht und damit die Verdauung und Aufnahme energiereicher Nahrungsmittel (Fett und Kohlenhydrate) verringert. Das verringerte Fassungsvermögen des Magens ist für den anfänglichen Gewichtsverlust verantwortlich. In Europa wird das Verfahren besonders in Italien und Spanien eingesetzt. Laparoskopisch führen derzeit nur 4 Chirurgen die Operation in Europa durch (Spanien, Italien, Schweiz und Deutschland). Das Verfahren erfreut sich zuneh-

Biliopankreatischer Bypass (BPD: Biliopankreatische Diversion)

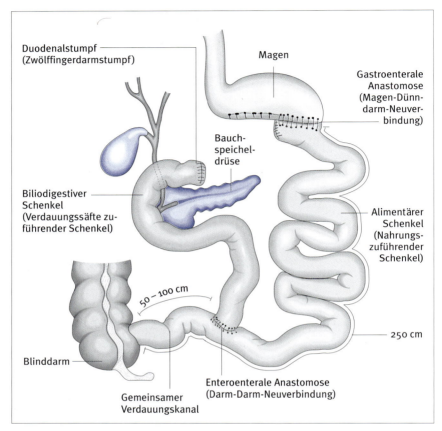

Abb. 19: Prinzip der biliopankreatischen Diversion.

mender Beliebtheit, da es die besten Ergebnisse in der Gewichtsreduktion liefert und eine sehr gute Lebensqualität ermöglicht.

Durchführung der Operation

Der laparoskopische Eingriff macht mindestens 6 Trokarzugänge notwendig, die allesamt im Oberbauch und Mittelbauch platziert werden. Beim BPD wird das Fassungsvermögen des Magens ebenfalls mit Hilfe einer Klammernaht reduziert. Wir bevorzugen die Schlauchmagen-Bildung (Abb. 20). Das Fassungsvermögen des Magens beträgt 100 ml. Bei dieser Operation

Durchführung der Operation

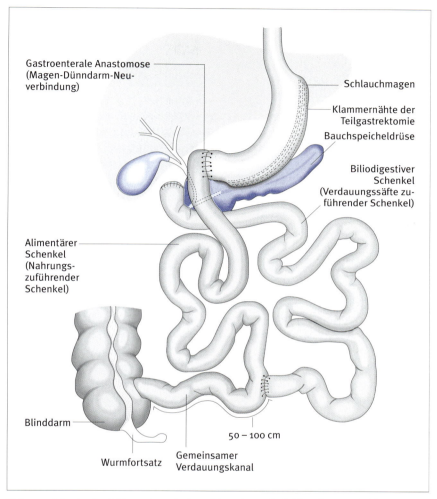

Abb. 20: Prinzip der biliopankreatischen Diversion mit Schlauchmagenbildung.

wird eine funktionelle Verkürzung des Dünndarms vorgenommen. Das Jejunum (der vom Zwölffingerdarm bis zum Krummdarm reichende Abschnitt des Dünndarms) wird etwa 250 cm vor seiner Einmündung in den Dickdarm abgetrennt und mit einem künstlich geschaffenen Magenschlauch verbunden. Die stillgelegte Jejunumschlinge, die die Verdauungssäfte transportiert, wird wie bei der Roux-en-Y-Operation End-zu-Seit etwa 50 bis 100 cm vor der Einmündung in den Dickdarm anastomosiert (verbun-

Biliopankreatischer Bypass (BPD: Biliopankreatische Diversion)

den). Bei dieser Methode gelangt also die Nahrung durch den Magen in den Dünndarm, der noch keine Verdauungssäfte enthält. Die an den Magen genähte Dünndarmschlinge (per Handnaht oder maschinell) hat zunächst nur den Nährstofftransport zu gewährleisten. Die Verdauungssäfte treten erst später in der Y-Anastomose (Y-Neuverbindung) ein, sodass hier keine Fettverdauung stattfinden kann.

Bei extrem adipösen Patienten kann die »Magenresektion« zunächst allein vorgenommen werden. Dabei wird bei einem liegenden dicken Magenschlauch der Magen entlang des Schlauches »abgeklammert«. Der abgeklammerte Magen wird bei diesen Operationen stets entfernt. Sollte die weitere Operation zu schwierig sein, so wird die Operation an dieser Stelle beendet. Der Patient verliert Gewicht und später (z.B. nach einem Zeitraum von 6 Monaten) kann der zweite Teil der Operation unter leichteren Operationsbedingungen durchgeführt werden.

Diese zweite Etappe besteht in der Umleitung der Verdauungssäfte. Dazu wird zunächst 50 bis 100 cm vor der Einmündung in den Dickdarm eine Markierung an den Darm gebracht. Danach werden 250 cm von der Einmündung des Dünndarms in den Dickdarm abgemessen und der Darm mit einem Klammernahtgerät getrennt. Der eine Anteil wird mit dem Magenschlauch verbunden, während der andere Darmschenkel, vom Zwölffingerdarm kommend, in die vorher markierte Dünndarmschlinge eingepflanzt wird. Zwei Drainagen werden platziert und eine Magensonde wird über die Neuverbindung von Magen und Darm gelegt. Eine »Blauprüfung« zeigt die »Dichtigkeit« aller vorgenommenen Veränderungen.

Je nach Anzahl der Operationen, dem Gewicht des Patienten, bestehenden Nebenerkrankungen und nach laparoskopischen Fähigkeiten des Operateurs bewegt sich die Operationszeit zwischen 2 und 4 Stunden.

Gefahren und Komplikationen

In der offenen Technik (Bauchschnitt) war die allgemeine Komplikationsdichte durch Lungenembolien (0,4%) und Thrombembolien, Wunddehiszenzen (Auseinanderweichen von Wundflächen) und Wundinfektionen relativ hoch. Mit der minimal-invasiven Technik verringern sich diese allgemeinen Komplikationen wesentlich.

Späte Komplikationen bei dieser Technik sind Eisenmangel mit Anämie (Blutarmut), Anastomosenulzera (Geschwüre an den Neuverbindungen) und Osteoporose (Knochenerweichung) aufgrund der Aufnahmestörungen für Kalzium und Eiweiß. Diese spezifischen Komplikationen können jedoch weitgehend durch eine entsprechende organisierte Nachsorge und Substitution bei kooperationswilligen Patienten vermieden werden. Bei freier Ernährung kann eine Normalisierung der Glukose- und Cholesterolspiegel beobachtet werden. Die Operationssterblichkeit lag bei den offenen Operationen mit 0,5 % ebenfalls niedrig. Bei einem BMI über 60 kann die Sterblichkeit auf 10 % ansteigen. Deshalb kann man hier zweistufig vorgehen: Zuerst erfolgt die Schlauchmagenbildung und nach anschließendem Gewichtsverlust wird die biliopankreatische Diversion durchgeführt.

Anämie (Blutarmut). Es handelt sich meist um mikrozytäre Anämien (wobei abnorme kleine rote Blutkörperchen vorkommen), die ohne Vitamin B_{12}-Substitution immerhin in 40 % der Fälle auftreten. Halten sich die Patienten an die Supplementation, beträgt die Häufigkeit weniger als 5 %. Mit fortschreitender Zeit wird das Ausmaß der notwendigen Supplementation geringer.

Stoma-Ulkus. Es tritt häufiger bei Männern auf und wird durch Alkohol- und Zigarettenkonsum begünstigt. Mehr als zwei Drittel entstehen im ersten Jahr nach der Operation. Sie sind durch Medikamente in 94 % zum Abheilen zu bringen, wenn das Rauchen aufgegeben wird. Entstehen Stenosen (Verengungen), so sind Dehnungen notwendig. In seltenen Fällen muss eine operative Revision erfolgen. Eine medikamentöse Prophylaxe kann die Häufigkeit auf 3,2 % senken.

Knochendemineralisation (Osteoporose). Langfristig kann ein Kalziummangel entstehen, wenn die Nahrung zu wenig von diesem Mineral enthält. Eine Aufnahme von 2 g/Tag sollte gewährleistet sein (Milchprodukte). Andernfalls kann ein Mangel durch Supplementation und monatliche intramuskuläre Gabe von 400 000 IU Vitamin D behoben werden.

Neurologische Komplikationen. Periphere Neuropathie und die Wernicke-Encephalopathie (neurologische Erkrankung durch Vitamin-B-Mangel) waren früher als Komplikationen gesehen worden, wenn eine länger andauernde erhebliche Nahrungseinschränkung zu beobachten war. Patienten, die ausreichend essen und B-Vitamine erhalten, zeigen diese Auswirkungen nicht mehr. Nachuntersuchungen von Scopinaro an 1450 Patienten zeigten keinerlei neurologische Komplikationen. Risikopatienten können mit Thia-

Biliopankreatischer Bypass (BPD: Biliopankreatische Diversion)

min behandelt werden. Einseitige Ernährung kann auch bei Magenband zu den gleichen neurologischen Störungen führen.

Eiweißmangel. Klinische Zeichen des Eiweißmangels können langfristig Anämie, Kachexie, Ödeme und Haarverlust sein. Die Restmagengröße hat einen entscheidenden Einfluss auf die Entwicklung eines Eiweißmangels. Der »Schlauchmagen« (größeres Restvolumen) zeigt weitaus seltener einen Eiweißmangel als die quere subtotale (unvollständige) Magenentfernung. Aus diesem Grund bevorzugen wir selbst diese Technik. Eine Eiweißsubstitution erscheint bei Mangelerscheinungen notwendig. In Extremfällen kann eine kurzzeitige parenterale Substitution notwendig werden.

Der BPD kann eine verstärkte Oxalatresorption verursachen, die sich jedoch nicht in einer vermehrten Oxalat-Ausscheidung niederschlägt. Die Häufigkeit von Nierensteinen (5 von 1284 oder 0,4 %) zeigte keine Unterschiede zur Normalbevölkerung.

Bei 1284 PBD-Patienten wurden in Langzeitbeobachtungen von mehreren Jahren durch Scopinaro häufiger Erscheinungen im Enddarmbereich (Hämorrhoiden, Analrhagaden, Abszesse) beobachtet, die durch vermehrt breiige Fettstühle hervorgerufen werden können.

Während die Erkrankungen am After durch die breiigen und manchmal flüssigen fettreichen Stühle häufiger als bei Normalpersonen auftreten, ist die Nachtblindheit auf eine mangelhafte Vitamin A-Aufnahme zurückzuführen. Nachtblindheit tritt allerdings auch in der Normalbevölkerung auf. BPD verursacht eine verstärkte Oxalat-Resorption, aber keinen Anstieg des Oxalats im Urin. Eine Zunahme von Nierensteinen wurde somit auch nicht beobachtet. Die meisten späten Todesfälle nach BPD waren durch unabhängige Erkrankungen aufgetreten. Bei einem zu starken Alkoholkonsum kann es rascher zu einer Leberzirrhose kommen, da der Alkohol sehr schnell im Dünndarm aufgenommen wird und die Blutspiegel schneller ansteigen als bei dem vorhandenen Speicherorgan »Magen«. Es wird auch selten über eine Wernicke Encephalopathie (neurologische Erkrankung durch Vitamin-B-Mangel) berichtet.

Merke: Keinen exzessiven Alkoholmissbrauch! Vitaminreiche Ernährung und/oder Vitamin-Einnahme!

Biliopankreatischer Bypass mit Erhaltung des Magenpförtners (Duodenal-Switch)

Der Duodenal-Switch (= duodenale Umstellung) ist identisch mit dem biliopankreatischen Bypass. Der duodenale Switch ist in Deutschland eine neue Technik, die auf dem Prinzip des BPD basiert und eine Fortentwicklung dieser effektiven Technik bedeutet. Beim Duodenal-Switch ist jedoch der Magenpförtner vorhanden, der ein Dumping verhindert. Der duodenale Switch ist wenn immer möglich zu bevorzugen.

Prinzip des Duodenal-Switch

Die Technik ist in ihrer Funktion dem BPD gleichwertig, allerdings mit dem Vorteil des Erhalts des Magenpförtners (»Pylorus«). Sie wurde von Tom R. DeMeester zur Behandlung des Gallerefluxes entwickelt. 1988 hat Douglas Hess (Bowling Green, Ohio) als erster Chirurg die Kombination mit dem BPD zur Gewichtsreduktion in »offener Technik« vorgenommen. Die Ergebnisse beim Gewichtsverlust und der Lebensqualität (Essverhalten) waren überzeugend. Michael Gagner (New York, USA) hat als erster 1999 diese Technik laparoskopisch ausgeführt und auf diese Weise 300 Patienten operiert.

Laparoskopisch führen derzeit nur 2 Chirurgen die Operation in Europa durch (Spanien, Deutschland). In den USA, Kanada und Australien nimmt diese Technik derzeit sehr stark zu (http://www.duodenalswitch.com/). Das Verfahren wird immer beliebter, da es die besten Ergebnisse in der Gewichtsreduktion liefert und eine sehr gute Lebensqualität ermöglicht.

■ Biliopankreatischer Bypass mit Erhaltung des Magenpförtners (Duodenal-Switch) ■

Durchführung der Operation

Der laparoskopische Eingriff unterscheidet sich vom BPD nur dadurch, dass die Durchtrennung unterhalb des Magenpförtners, also im Bereich des Zwölffingerdarms erfolgt (Abb. 21).

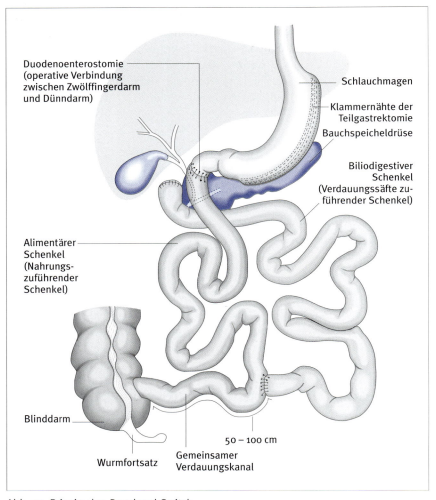

Abb. 21: Prinzip des Duodenal-Switch.

Je nach Anzahl der Operationen, dem Gewicht des Patienten, bestehenden Nebenerkrankungen und nach laparoskopischen Fähigkeiten des Operateurs bewegt sich die Operationszeit zwischen 2 und 4 Stunden.

Gefahren und Komplikationen

Mit dem Erhalt des Magenpförtners werden die Gefahren eines späteren Dumpings umgangen. Allerdings macht die Durchtrennung des Zwölffingerdarms die gefürchtete Komplikation der Duodenalstumpfinsuffizienz (Undichtigkeit des verschlossenen Zwölffingerdarms mit nachfolgender Bauchfellentzündung) möglich.

Magenschrittmacher (IGS-System)

Prinzipiell gibt es keinen Unterschied in der Indikation zum Magenband. Ein zu erwartender Gewichtsverlust von maximal 30 % lässt den Einsatz bei einem höheren BMI (>45) gegenwärtig fragwürdig erscheinen. Allerdings können Operationen derzeit nur im Rahmen von Studien durchgeführt werden. Die Patienten und die Chirurgen müssen sich an die Studienprotokolle halten. Die Patienten müssen aktiv mitentscheiden, ob der zu erwartende Gewichtsverlust für sie ausreichend erscheint.

Prinzip des Magenschrittmachers

Gastrostimulation (Magenstimulation) ist eine neue Therapieform zur Behandlung der Adipositas, bei der schwache elektrische Signale an die Magenwand gesandt werden. Die Grundidee ist dabei, dass durch die Stimulation ein Sättigungsreiz ausgelöst wird, der normalerweise über die Dehnung der Magenmuskulatur beim Essen entsteht, bei adipösen Patienten jedoch nicht oder nur sehr verspätet einsetzt. Durch diese simulierten Sättigungsgefühle nehmen Patienten deutlich weniger Nahrung zu sich. Die tatsächliche Wirkungsweise und der genaue Mechanismus, durch den Gastrostimulation zur Gewichtsabnahme führt, sind noch nicht vollständig bekannt. Aber man geht davon aus, dass mehrere Faktoren eine Rolle spielen.

Durch die Stimulation tritt eine Art Muskeltrainingseffekt ein, wodurch die Dehnfähigkeit des Magens abnimmt und somit eine Dehnung eher wahrgenommen wird. Die Durchmischung und Zirkulation der Nahrung wird reguliert, wodurch die Nahrung auch die Bereiche erreicht, die besonders auf Dehnung reagieren.

Das IGS-System soll helfen, Gewicht abzunehmen ohne invasiv in den Verdauungsapparat einzugreifen. Es besteht aus einem implantierbaren Gastrostimulator (IGS) und einer Sonde (siehe Abb. 22) sowie einem für den Arzt bestimmten Computer, Programmiergerät und Software. Der IGS ist ungefähr so groß wie eine Taschenuhr (60 mm x 54 mm x 13 mm) und wiegt

Prinzip des Magenschrittmachers

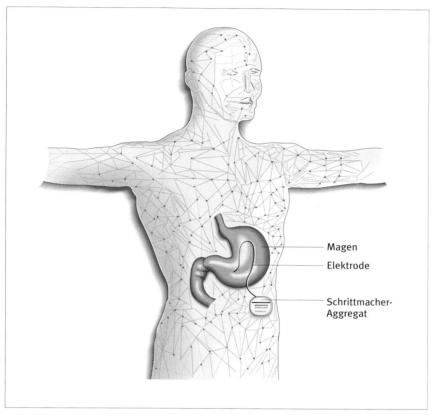

Abb. 22: Das IGS-System (implantierbarer Gastrostimulator).

ca. 55 g. Die Sonde hat einen Durchmesser von 3,2 mm und eine Länge von 36 bzw. 41 cm. IGS und Sonde bestehen aus Materialien und Komponenten höchster Qualität, die schon seit langer Zeit in anderen implantierbaren elektronischen Geräten verwendet werden. Der IGS enthält eine Batterie sowie elektrische Schaltkreise, mit deren Hilfe elektrische Impulse erzeugt und über die Sonde zum Magen des Patienten geleitet werden.

Das Verfahren verlangt nach Aussagen der Entwickler keine Änderung der Lebensweise und unterscheidet sich damit von anderen operativen Methoden. Inwieweit diese Einschätzung richtig ist, kann nicht bewertet werden. Das Verfahren ist seit November 2001 in Europa CE-zertifiziert und befindet sich in der klinischen Erprobung. Der Einsatz erfolgt bislang in wenigen vom Hersteller zugelassenen Kliniken. Das Krankenhaus Sachsenhausen ist eines der zugelassenen Zentren.

Durchführung der Operation

Die Implantation des IGS und der Sonde ist ein chirurgischer Eingriff, der im Normalfall weniger als eine Stunde dauert. Der Patient muss während der Operation in Vollnarkose sein. Die Einpflanzung des IGS erfolgt mit Hilfe eines Laparoskops in minimal-invasiver Technik.

In der Regel werden vier »Eingänge« (Trokare) benötigt: einer für die Kamera, ein anderer für den Leber-Retraktor und zwei zur Platzierung der Sonde und des Stimulators. Zuerst implantiert der Chirurg die Sonde in die Magenwand, die dann an den IGS angeschlossen wird. Während der Operation wird durch Magenspiegelung geprüft, dass es zu keiner Perforation der Magenwand kommt. Die Elektrode wird sicher in der Magenwand befestigt. Der Chirurg überprüft mit dem Computer und der Software, dass beide Komponenten richtig funktionieren. Die Batterie und die Elektronik des IGS werden getestet. Er überprüft außerdem, ob die stimulierenden Impulse richtig zwischen den beiden Elektroden quer über die Magenmuskulatur fließen. Am Ende der Operation wird der IGS so programmiert, dass er ausgeschaltet ist, damit sich die Magenwand vor der Stimulation erholen kann. Danach werden die Seriennummer des Geräts und das Implantationsdatum programmiert, und der IGS wird in eine Tasche im Bauch oder in der Brust des Patienten eingepflanzt. Bei unkompliziertem Verlauf der Operation und der postoperativen Erholung kann der Patient innerhalb von 24 Stunden nach der Operation entlassen werden.

Gefahren und Komplikationen

Während der Operation kann es zu einer Magenperforation (Durchbohrung aller Magenwandschichten) kommen. Deshalb wird vor der Entlassung unter Umständen der obere Magen-Darm-Bereich geröntgt, um die Position der IGS-Komponenten zu bestimmen und sicherzustellen, dass es zu keiner Magenperforation gekommen ist.

Jedes Implantat kann prinzipiell mit einer Infektion einhergehen. Krankheiten wie Diabetes, AIDS und die bei krebskranken Patienten angewandte Chemotherapie schwächen das Immunsystem. Ein infizierter IGS muss entfernt werden, damit die Infektion erfolgreich behandelt werden kann.

Sollten sich die Patienten später einer anderen Operation unterziehen müssen, ist es wichtig, den Arzt oder Zahnarzt darüber zu informieren, dass sie einen Gastrostimulator tragen. Sie müssen dem Arzt oder Zahnarzt die entsprechende Kontaktadresse mitteilen, damit er mit dem Arzt, der den IGS implantiert hat, in Verbindung treten kann.

> Achtung: Patienten dürfen sich nach der Implantation des IGS keiner Kernspintomographie (MRT) unterziehen!

Durch elektromagnetische Wellen kann es zu einem Programmierungsverlust kommen. Eine konventionelle Röntgenuntersuchung oder Computertomographie kann jedoch problemlos durchgeführt werden. Die meisten Geräte des täglichen Lebens – ordnungsgemäß funktionierende Mikrowellenherde, Mobiltelefone, elektrische Zündsysteme, Stromkabel usw. – beeinträchtigen dagegen in keiner Weise die Funktion des IGS. Allerdings können starke Magneten, Haarschneidegeräte, Vibratoren, Lautsprecher und ähnliche elektrische oder elektrotechnische Geräte mit einem starken statischen oder magnetischen Feld dazu führen, dass der IGS stimulierende Impulse auszusenden beginnt.

Die Träger sollten einen Abstand von mindestens 15 cm zwischen diesen Geräten und der IGS-Implantationsstelle einhalten. Sollte der IGS aussetzen, wenn sich der Patient in der Nähe eines starken elektromagnetischen Feldes aufhält, sollte dieser Bereich verlassen werden, damit das Gerät wieder den normalen Betrieb aufnehmen kann.

Einige (»begehbare«) Metalldetektoren, wie sie z. B. auf Flughäfen, in öffentlichen Bibliotheken usw. zu finden sind, können, wenn sie durchschritten werden, die vom IGS ausgehende Stimulation erhöhen. In diesen Fällen sollte dem zuständigen Personal der Ausweis gezeigt werden, aus dem ersichtlich ist, dass ein IGS getragen wird. Dann deutet man auf die Stelle, an der das Gerät implantiert ist, damit sie vom Personal mit einem Handgerät überprüft werden kann.

> Achtung: Es ist sehr wichtig, dass Sie Ihren Implantat-Pass stets bei sich tragen – für den Fall, dass Sie ihn dem Sicherheitspersonal am Flughafen oder einem Arzt zeigen müssen.

Das Gerät kann durch einige medizinische Therapien, wie z. B. Defibrillation, Elektrokoagulation, medizinische Diathermie, Lithotripsie, Kernspintomographie (MRT) und therapeutische Bestrahlung, negativ beeinflusst und nachhaltig beschädigt werden. Die Patienten müssen dafür sorgen, dass alle Personen, von denen sie ärztlich versorgt werden, darüber informiert sind, dass ihnen ein Gastrostimulator eingepflanzt wurde und wo sich dieser befindet. Das medizinische Personal wird sich mit höchster Wahrscheinlichkeit mit dem Arzt in Verbindung setzen wollen, der das Gerät implantiert hat, um vor den oben angeführten Eingriffen nähere Informationen einzuholen. Nach Anwendung der oben angeführten Therapien ist es empfehlenswert, den Betrieb des Gerätes vom Arzt, der die Implantation durchgeführt hat, überprüfen zu lassen. Die stimulierenden Impulse, die vom IGS ausgesandt werden, sind auf einem konventionellen Elektrokardiogramm ersichtlich.

> Wichtig: Informieren Sie Ihren Arzt/Herzspezialisten darüber, dass Sie einen Gastrostimulator tragen, damit dieser die Wirkung des IGS beim Ablesen des Kardiogramms berücksichtigen kann.

Die meisten Patienten fühlen während einer Gastrostimulation nichts. Nachdem das Gerät auf die Aussendung stimulierender Impulse programmiert wurde, sollte der Patient bemerken, dass er sich im Vergleich zu vorher mit weniger Nahrung satt fühlt.

Das IGS sollte keinen negativen Einfluss auf die vom Patienten üblicherweise eingenommenen Medikamente ausüben. Im Allgemeinen sollten jedoch keine Medikamente eingenommen werden, die nachweisbar zur Bildung von Magengeschwüren führen können, denn sie erhöhen das Risiko eines unerwünschten Einwanderns der Sonde in den Magen (Sondenpenetration).

Austausch des IGS-Systems

Der IGS wird von einer Batterie betrieben, die wie jede andere Batterie früher oder später ausgewechselt werden muss. Die Lebensdauer der Batterie hängt von den programmierten Einstellungen und anderen Faktoren ab, die zur Entladung der Batterie beitragen. Sind bei einem Gerät die durchschnittlichen (nominalen) Einstellungen programmiert, beträgt die Lebensdauer ca. 53 Monate. Der Arzt überwacht mit einem Computer und der entsprechenden Software die Funktion des Gerätes und überprüft bei jeder Kontrolluntersuchung die Batterieleistung. Sinkt die Batterieleistung so weit ab, dass das Gerät bald ausgetauscht werden muss, erscheint eine entsprechende Nachricht auf dem Bildschirm des Computers.

Austausch des IGS-Systems

Wenn die Batterie vollständig entladen ist, wird der IGS komplett ausgetauscht. Falls jedoch die Sonde noch einwandfrei funktioniert, kann sie weiterhin verwendet werden. Wird eine zur Behandlung morbider Adipositas durchgeführte Operation rückgängig gemacht, nimmt der Patient meist das zwischenzeitlich abgenommene Gewicht wieder zu. Wird der IGS bei vollständiger Entladung der Batterie nicht ausgetauscht, werden die Patienten voraussichtlich das bis zu diesem Zeitpunkt abgenommene Gewicht bald teilweise oder ganz wieder zunehmen.

Nachbehandlung im Krankenhaus

Mit der Operation ist die Behandlung keineswegs abgeschlossen. Ganz im Gegenteil, sie beginnt jetzt erst recht, denn die Mitarbeit des Patienten ist gefragt. Das trifft auf alle laparoskopisch durchgeführten Operationen zu. Die Tage nach der Operation werden im Krankenhaus als »postoperative Tage« bezeichnet. Nach allen Bypass-Operationen empfiehlt sich aufgrund der Komplexität des Eingriffs eine Überwachung auf einer Intensiveinheit bis zum Folgetag.

Der erste postoperative Tag ist der Tag nach der Operation. Die Magenverweilsonde, sofern vorhanden, wird nach Magenband- und Magenschrittmacher-Operation entfernt. Nach Bypass-Operationen muss das Röntgen abgewartet werden, das wir nach US-Erfahrungen bereits am ersten Tag nach der Operation durchführen. Der Patient kann aufstehen. Beim ersten Mal sollte jedoch das Pflegepersonal dabei sein. Wenn dies problemlos ohne Hilfe gelingt, kann sich der Patient auf der Station frei bewegen und selbstständig die Toilette aufsuchen. Die Verabreichung von Medikamenten (Spritzen) zur Blutverdünnung, um Embolien vorzubeugen (Thromboseprophylaxe), wird jedoch fortgesetzt und erst dann beendet, wenn der Patient sich vorwiegend außerhalb des Bettes aufhält. Der Grund für diese Maßnahme ist in der erhöhten Emboliegefahr bei adipösen Patienten zu suchen.

Das »rasche« Vorgehen nach laparoskopischen Operationen unterscheidet sich bei den Bypass-Operationen grundlegend von den offenen Operationen am Magen. Das frühzeitige Röntgen und der frühzeitige Kostaufbau hat sich in den amerikanischen Zentren bewährt und ist in der eigenen Klinik problemlos übernommen worden. Zunächst sollte vorsichtig und prinzipiell in kleinen Schlucken getrunken werden. Das Vorgehen, den Tee nur teelöffelweise zu verabreichen, hat insbesondere einen wichtigen erzieherischen Effekt. Die Patienten müssen wieder lernen, in kleinsten Portionen Flüssigkeit, wie später auch feste Nahrung, zu sich zu nehmen. Dieses Verhalten muss intensiv trainiert werden, denn die Essverhaltensstörungen sitzen tief im Unterbewusstsein. Wird der erste Tee problemlos vertragen, so kann die Flüssigkeitsaufnahme fortgesetzt werden.

Am zweiten postoperativen Tag erhalten die Patienten Schleim und Suppe. Sie müssen unter Anleitung lernen, nur in kleinsten Portionen die flüssigen

Mahlzeiten zu sich zu nehmen. Nach unserer Erfahrung hat es sich bewährt, die rein flüssige Ernährung in den ersten 4 Wochen nach der Operation, nach Magenbandoperation also bis zur Einstellung des Bandes, fortzusetzen. Die Patienten haben zu diesem Zeitpunkt kein Hungergefühl. Die alleinige Verabreichung von Getränken mit niedrigem Energiegehalt bringt bereits einen deutlichen Gewichtsverlust, ohne dass sich Unzufriedenheit wegen aufkommenden Hungers einstellt. Von entscheidender Bedeutung ist jedoch das Erlernen der ruhigen, bedächtigen und auf kleinste Volumina ausgerichteten Nahrungszufuhr. Dieser Lernprozess muss durch die Ärzte und das Pflegepersonal begleitet werden. Ganz entschieden muss ein Erbrechen wegen überhasteter und unmäßiger Nahrungszufuhr verhindert werden. Jedes Erbrechen birgt die Gefahr von Komplikationen (beim Magenband z. B. Slippage) in sich. Diese Verhaltenstherapie ist einer der wesentlichen Gründe, weshalb die Patienten nicht zum frühestmöglichen Zeitpunkt entlassen werden. Im abschließenden Arztgespräch wird der Patient nochmals detailliert über das notwendige Verhalten, die Ernährung, eine Substitution von Vitaminen und Eiweißen nach Bypass-Operationen, die Symptome bei drohenden Komplikationen und die Notwendigkeit der späteren fortlaufenden Kontrolle informiert. Ein Arztbrief informiert den Hausarzt über die wichtigsten Sachverhalte.

Allgemeines Verhalten nach der Entlassung aus dem Krankenhaus

Kommen Sie bitte nicht mit dem Auto in die Klinik und fahren dann nach der Entlassung fünf oder sechs Stunden nach Hause zurück. Fahren Sie auch bitte nicht mit zwei großen Taschen, von denen jede 20 kg wiegt, mit dem Zug. Lassen Sie sich von Angehörigen abholen, denn Sie haben einen bauchchirurgischen Eingriff hinter sich, der zwar minimal invasiv durchgeführt wurde, aber dennoch eine mittelgroße Operation darstellt. Wenn Sie zu Hause angekommen sind, lassen Sie es sich erst einmal ein paar Tage gut gehen: »Take it easy« heißt das Konzept. In den ersten Wochen ist es völlig normal, dass man sich schlapp und platt fühlt. Nach Magenband-Operationen sind die Auswirkungen geringer und werden in erster Linie durch den »Hungerzustand« verursacht. Nach Bypass-Operationen ist die Umstellung der Verdauung und der Hungerzustand dafür verantwortlich zu machen.

Ohne sich dessen immer bewusst zu sein, haben Sie einen großen Stress hinter sich. Der Körper erholt sich noch von der Operation und der Narkose. Auch wenn die Pfunde nun purzeln, ist es völlig normal, dass man sich noch ermattet fühlt. Der Hungerzustand, in dem man sich befindet, trägt letztendlich dazu bei. Deshalb: Raus aus den vier Wänden und spazieren gehen, jedoch nicht über die Ermüdungsgrenze hinaus. Sie werden merken: Jeden Tag kommen Sie etwas weiter.

Beachten Sie, dass manche Schmerzmittel die Fahrtüchtigkeit beeinträchtigen, sodass sie nicht aktiv am Straßenverkehr teilnehmen können.

Für die ersten 4 Wochen nach der Entlassung hat es sich bewährt, dass die Patienten nur flüssige Nahrung zu sich nehmen. Damit sind vom Trinkjoghurt über Suppen verschiedenster Art bis hin zu Fruchtsäften alle flüssigen Kostformen erlaubt. Dennoch sollte bei der Auswahl auf den Energiegehalt geachtet werden. Hochwertige Babykost oder Fertignahrungen sind daher ungeeignet und sollten strikt gemieden werden. Die einzelnen Koststrategien unterscheiden sich zwischen den Operationsverfahren (siehe unten).

Entscheidend ist, dass die bereits im Krankenhaus geübte Technik der kleinportionierten Nahrungszufuhr in Ruhe fortgesetzt wird. Jedes Erbrechen ist weiterhin strikt zu meiden. Sollten Patienten, die in ihrer Vorgeschichte eine verschwiegene Bulimieerkrankung (nervlich bedingte Essstörung mit zwanghaftem Erbrechen nach den Mahlzeiten) gehabt haben, dennoch glauben, ein Erbrechen herbeiführen zu müssen, sollen sie sich umgehend im Krankenhaus wieder vorstellen. Eine begleitende Verhaltenstherapie ist in diesen Fällen unumgänglich.

Der Hausarzt erhält von der Klinik einen umfassenden Arztbrief, der neben Informationen über die durchgeführte Operation auch Hinweise zur Ernährung und Lebensführung enthält. Der Hausarzt übernimmt die allgemeine ärztliche Betreuung, verordnet Vitaminpräparate und kontrolliert die Blutwerte. Treten jedoch Zeichen möglicher Komplikationen auf, so sollte direkt die Klinik, die die Operation ausgeführt hat, mit oder ohne telefonischer Vorankündigung aufgesucht werden.

Ein neuer Lebensabschnitt beginnt

Das tägliche Leben, Beruf, Familie und Freizeit werden durch die Operation verändert, was für den Patienten als positive Entwicklung angesehen werden muss. Das Wissen über diese Veränderungen muss dem Patienten aber vermittelt und bewusst gemacht werden. Erst wenn er weiß, warum und wofür diese Veränderungen in Kauf genommen werden, stellt sich vollständige Zufriedenheit ein.

Mit der Entlassung aus dem Krankenhaus hat für den Patienten ein neuer Lebensabschnitt begonnen. Bereits nach kurzer Zeit bemerkt er den Gewichtsverlust, was seine Stimmungslage positiv verändert. Wichtig ist es, sich stets daran zu erinnern, dass eine operative Veränderung im Körper vorhanden ist und jeder Fehler in der Nahrungszufuhr den Erfolg wieder gefährden kann. Die Angst vor Fehlern sollte aber nicht ständiger Begleiter sein. Durch ständiges bewusst langsames Essen nach ausführlichem Kauen trainiert der Patient ein neues Essverhalten.

Rascher Gewichtsverlust löst bei vielen Patienten Euphorie aus, die in einen gefährlichen Sport umschlagen kann. Erfolge verleiten nämlich dazu, noch schneller noch mehr abzunehmen. Die Patienten essen weniger als notwendig oder sind sogar in der Lage zu hungern, nur um des noch schnelleren Erfolgs willen. Das ist jedoch nicht richtig. Die regelmäßige Kontrolle von Gewicht und Ernährung durch die Klinik ist daher von besonderer Bedeutung, um solche Patienten vom falschen Weg abzubringen. Eine zu rasche

■ Allgemeines Verhalten nach der Entlassung aus dem Krankenhaus ■

Gewichtsabnahme bringt zudem mehr kosmetische Probleme mit sich. Bei nicht zu schnellem Abnehmen kann sich die elastische Haut besser anpassen, sodass sich kosmetische Probleme verringern lassen.

Die Familie muss »mitziehen«

Bei der Umstellung der Ernährung, insbesondere bei der Nahrungsaufnahme bei den gemeinsamen Mahlzeiten, muss die Familie aktiv einbezogen werden. Langsames Essen in Ruhe ist für Sie enorm wichtig. Lassen Sie sich nicht zu hastigem Schlingen wie in der Vergangenheit verleiten. Erziehen Sie durch Ihr Beispiel Ihre Familienangehörigen. Selbstverständlich sollten Sie trotz geringerer Mengen während der Mahlzeit noch mehr Zeit benötigen als die übrigen Familienmitglieder.

Wir verwenden in der Sprechstunde oftmals folgenden Vergleich (Bemerkung: Pizza ist nicht immer die ideale Ernährung, aber ein sehr verständliches Beispiel): Wenn eine Pizza (vgl. Abb. 23) bestellt wird, so brauchen Sie keine eigene Pizza für sich selbst ordern. Als Magenband-Träger essen Sie 1/12 von der Pizza Ihres Partners. Wichtig ist erstens, dass Sie sich genau so viel Zeit lassen, wie Ihr Partner für 11/12 braucht. Zweitens sollen Sie beide

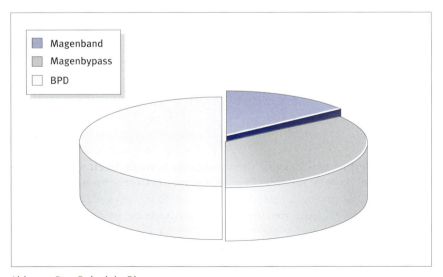

Abb. 23: Das Beispiel »Pizza«.

nicht in 8 Minuten fertig sein, sondern sich mindestens eine halbe Stunde Zeit für diese Mahlzeit gönnen.

Als Bypass-Patient kann es zum Streit mit dem Partner kommen, denn Sie können deutlich mehr essen, als der »Bandling«. Eine Pizza reicht dann oftmals nicht für zwei Personen. Sie können etwa $1/3$ bis $1/2$ Pizza essen. Die verlängerte Zeit ist nicht so erheblich, wie nach einem Magenband. Sie können deutlich mehr essen, ohne dass es zu Nebenwirkungen kommt. Damit ist die Lebensqualität deutlich besser.

Gleichzeitig muss in der Familie die Bereitschaft vorhanden sein, die Mahlzeiten anders zu gestalten. Die gesunde Nahrungsauswahl und das fettsparende Zubereiten sollten nicht nur für den Operierten erfolgen, sondern alle Familienmitglieder sollten von einer gesunden Ernährung profitieren. Hier entstehen erfahrungsgemäß die meisten Probleme, weshalb schwierige Überzeugungsarbeit geleistet werden muss. Da es sich bei den Operierten häufig um die Mütter der Familien handelt, ist diese Maßnahme zur Vorbeugung einer Adipositas bei ihren Kindern besonders wichtig. Bekanntermaßen besteht ja vielfach eine erbliche Neigung zu Übergewicht. Da in Deutschland bereits jedes vierte Schulkind übergewichtig ist, sollte von dieser Möglichkeit unbedingt Gebrauch gemacht werden. Größere Umstellungsprobleme zeigen – wie aus Berichten von Patientinnen hervorgeht – die Ehepartner. Für die Frauen ist es natürlich aufwendig, neben Familie, Haushalt und Beruf auch noch zwei unterschiedliche Kostformen zuzubereiten.

Körperliche Aktivität steigern – Sport treiben

Wenn aufgrund des Übergewichts über Jahre keine sportliche Betätigung mehr möglich war, müssen die Patienten mit einem Magenband ihre neuen Möglichkeiten umfassend nutzen. Viele Patienten konnten vor der Operation keine Treppen mehr steigen, weil sie heftige Atemnot bekamen. Bereits nach dem Verlust von 20 kg ist die veränderte Beweglichkeit spürbar. Nutzen Sie diese, indem Sie jede Treppe steigen und verzichten Sie auf den Fahrstuhl, wo immer es möglich ist. Haben Sie ein Gewicht um 100 kg erreicht, nehmen Sie eine sportliche Tätigkeit nach Ihrem Geschmack und Ihren Möglichkeiten auf. Viele Patienten sind bereits mit höherem Gewicht dazu in der Lage. Der Energieverlust durch die Bewegung verbessert das Wohlbefinden, erhöht die Elastizität der Haut und beschleunigt den Gewichtsverlust.

■ Allgemeines Verhalten nach der Entlassung aus dem Krankenhaus ■

Alle zur Gewichtsreduktion durchgeführten laparoskopischen Operationen schließen keine der üblichen Sport- und Bewegungsarten aus. Narbenbrüche sind nicht zu erwarten, da keine langen Schnitte notwendig waren. Auch bei Implantaten wie dem Magenband und dem Magenschrittmacher gibt es nur wenige Einschränkungen. Die Aufhängung der inneren Organe, wie die des Magens, sind so angelegt, dass auch ein Silikonring um den Mageneingang und eine Schrittmachersonde im Magen kein Hemmnis für den Sport darstellt. Das Schlauchsystem beim Magenband als Verbindung zum Port und die Elektrode des Schrittmachers ist so lang, dass keine Spannungen auftreten können. Dennoch sollten Extremsportarten, die mit heftigen Erschütterungen einhergehen, vermieden werden. Dazu zählen Fallschirm- und Bunjee-Springen, Leistungsgeräteturnen, Trampolin und vergleichbare Techniken. Es gibt bislang keine negativen Erfahrungen mit diesen Sportarten. Wahrscheinlich liegt dies daran, dass diese Sportarten von Patienten mit einem Magenband oder einem Magenschrittmacher selten ausgeführt werden. Denkbar sind jedoch Komplikationen bei dieser Art von Extrembelastungen. Der IGS kann wie jedes andere implantierbare Gerät durch direkte Gewaltanwendung, wie z.B. bei einem starken Schlag gegen den Bauch oder die Brust im Implantationsbereich, beschädigt werden. Die Träger eines Magenschrittmachers sollten ihren Körper so gut wie möglich gegen diese Art von Verletzung schützen. Wird der IGS dennoch von einem Schlag getroffen, sollte er von Ihrem Arzt überprüft werden, um sicherzustellen, dass er nach wie vor ordnungsgemäß funktioniert.

Für die sportliche Betätigung sollten aerobe Übungen geringer Intensität (»low-impact«) anaeroben Übungen hoher Intensität (»high-impact«) vorgezogen werden. Spazierengehen oder Laufen auf einem Cross-Trainer ist wahrscheinlich die beste Art von Sport, die Sie wählen können.

Viele unserer Operierten spielen Tennis, joggen, fahren Rad, nehmen an Gymnastikkursen teil oder schwimmen regelmäßig, ohne dass bislang Probleme irgendeiner Art beobachtet wurden. Ein untrainierter Mensch muss – unabhängig vom Gewicht – vorsichtig an die körperliche Belastung herangehen. Die Leistung kann nur schrittweise gesteigert werden. Es gibt jedoch Warnsignale, die bei der Wiederaufnahme einer sportlichen Aktivität zu einem sofortigen Abbruch Anlass geben. Dazu zählen:

- Schmerzen und Druckgefühl im Brustkorb,
- Schmerzen mit Ausstrahlung in den linken Arm oder die linke Schulter,
- Atemlosigkeit,
- unregelmäßiger Puls und starkes Herzklopfen,
- Sehstörungen, Übelkeit, starker Schweißausbruch, Wadenschmerzen.

Hier muss sofort ein Arzt konsultiert werden. Daher ist bei der Wiederaufnahme einer regelmäßigen sportlichen Tätigkeit zu empfehlen, sich ärztlich geleiteten Übungsgruppen anzuschließen.

Ernährung nach Operationen

»Nie mehr Diät« – dieser Slogan trifft für alle Patienten nach Operationen zur Gewichtsreduktion zu. Damit ist jedoch gemeint, keine Pülverchen, keine Trennkost, keine sonstigen Diätprogramme zur Gewichtsreduktion einzusetzen. Dafür soll vollwertige Kost in kleinen Portionen eingenommen werden, die gut gekaut und langsam gegessen wird. Der operierte Patient ist also der ideale Gast für jedes teure Gourmet-Restaurant.

Wenn man es genau nimmt, handelt es sich eigentlich um die Ernährung, die man jedem Menschen raten sollte, um gar nicht erst übergewichtig zu werden. Hätten sich die Patienten in frühen Jahren, als sie noch normalgewichtig waren, so ernährt, wären sie niemals an einer Adipositas erkrankt. Ganz so einfach, wie es hier gesagt wurde, ist es aber dennoch nicht.

Folgende Grundanforderungen sollen an die Nahrung im weitesten Sinne während der Gewichtsreduktion gestellt werden:

1. minimales Nahrungsvolumen,

2. Deckung des Wasserbedarfs,

3. Energiegehalt unter Energiebedarf,

4. Deckung des Bedarfs an Vitaminen, Mineralien und Spurenelementen.

Ernährung mit Magenband

Die Nahrung in den ersten 4 Wochen besteht nur aus flüssigen Kostformen (fettarme Suppen, Trinkjoghurt, Säfte). Die Patienten haben in der Regel keinen Hunger. Warum sollen Sie jetzt essen? Ohne feste Nahrung und eventuelles Erbrechen kann das Band »einwachsen«. Letztendlich entscheidet der anfängliche Gewichtsverlust auch über das Langzeitergebnis mit, d. h. bei welchem Gewicht eine Stabilität erreicht wird.

Ein Leben lang: Zehn goldene Regeln

Entscheidend für den dauerhaften Erfolg der Behandlung ist die richtige Umstellung des Essverhaltens auf die neuen Bedingungen. Das Leben mit dem Band muss erlernt werden.

Die Aufnahmekapazität für feste Nahrung ist drastisch eingeschränkt. Die gesamte Nahrung muss das enge Stoma (Bandöffnung) passieren. Dementsprechend müssen die folgenden 10 Punkte berücksichtigt werden, die wir unseren Patienten nach einer Operation empfehlen.

1. Langsam essen und jeden Bissen 15- bis 20-mal kauen

Die Nahrung kann die enge Bandöffnung (Stoma) nur passieren, wenn sie breiig ist und keine größeren festen Bestandteile enthält. Dementsprechend muss jeder Bissen gründlich und mehrfach gekaut werden. Das eigene Kauen ist dabei viel besser als ein maschinelles Pürieren der Nahrung, weil damit die Geschwindigkeit der Nahrungsaufnahme langsam bleibt und das Sättigungsgefühl besser wahrgenommen wird. Außerdem fallen langfristig die Zähne aus, wenn nicht mehr gekaut wird. Die Speisen sollten grundsätzlich in Ruhe eingenommen werden. Wenn Sie eine Pizzeria besuchen, dann sollten Sie sich für 1/12 einer Pizza die gleiche oder sogar mehr Zeit nehmen als Ihre Begleitung für eine ganze Pizza (Abb. 23).

2. Geringe Mengen zusammenstellen

Es kann allen Operierten durchaus ernsthaft empfohlen werden: »Werden Sie zum Gourmet«. Wenn Sie früher gern große Portionen mit Nachschlag liebten, so können Sie heute zufriedener Gast in jeder gehobenen Gastronomie werden. Betrachten Sie es als positiv, dass andere nach dem Verzehr kleinster Portionen auf großen Tellern nicht satt und damit unzufrieden sind. Sehen Sie die positive Seite dieser neuen Esskultur! Entscheidend ist, dass beim geringsten Sättigungsgefühl die Nahrungsaufnahme unterbrochen wird. Die anerzogene Fehlhaltung, dass der Teller leer zu essen ist, muss abgelegt werden. Ein früher vor der Operation möglicherweise vorhandener Mechanismus, dass erst der Anblick des leeren Tellers das Signal zum Aufhören gibt, funktioniert ohnehin nicht mehr. Bereits nach kleinen Portionen tritt bei den meisten Patienten (leider nicht bei allen) eine Sättigung ein – der Anlass, um unbedingt sofort aufzuhören.

3. Essen und Trinken zeitlich trennen

Sie merken bald, dass mit dem Magenband auch das Trinken rasch sättigt. Wenn Sie also ein Sättigungsgefühl haben, dürfen Sie aus Prinzip nicht weiteressen. Außerdem verbessert Flüssigkeit, die zur Nahrung getrunken wird, die Passage und erhöht ihre Aufnahmekapazität. Der Effekt der Gewichtsreduktion fällt möglicherweise geringer aus. Trinken sie im Abstand zu den Mahlzeiten reichlich energiefreie (Wasser, Tee) oder energiearme (verdünnte Fruchtsäfte, frisch gepresst, ungezuckert) Flüssigkeiten.

4. Ausreichend am Tag trinken

Der Flüssigkeitsbedarf eines Menschen beträgt etwa 40 ml/kg Körpermasse und Tag. Übergewichtige haben daher bei einer erhöhten Körpermasse auch einen höheren Bedarf als normalgewichtige Personen. Der Bedarf verringert sich zwar aufgrund des Fettanteils, sodass bei extremer Adipositas keine strenge Parallelität zwischen Körpergewicht und Wasserbedarf mehr besteht. Dennoch muss dieser wichtigen Forderung große Aufmerksamkeit geschenkt werden, zumal beim Abnehmen im Rahmen des Fettabbaus zahlreiche Stoffwechselprodukte entstehen, die ausgeschwemmt werden müssen. Die produzierte Urinmenge ist ein gutes Maß für eine richtige Flüssigkeitszufuhr. Die Empfehlung, in 24 Stunden 1–1,5 Liter Urin zu produzieren, ist ein guter Anhaltspunkt. Unbedingt ist jedes Essen und Trinken zeitlich voneinander zu trennen. Auch Trinken verursacht bei der Füllung des Pouches ein Sättigungsgefühl, das jedoch nicht so lange anhält, wie das einer festen (breiigen) Kost. Es sollte durchaus darauf geachtet werden, kalorienarme oder kalorienfreie Getränke zu sich zu nehmen (alle Sorten Mineralwasser mit wenig oder ohne Gas, alle Arten von Tee und reiner Bohnenkaffee ohne Zucker).

5. Faserreiche Nahrungsmittel meiden

Stark faserreiche Nahrungsmittel können bei einer unzureichenden Zerkleinerung zu einem Verschluss des Stomas führen. Sie sind nur unzureichend zu kauen und werden nicht durch die Verdauungssäfte der Speicheldrüsen angegriffen. Strohige Apfelsinen oder hartschaliger holziger Spargel können daher Probleme bereiten. Sie sollten am besten gemieden oder sorgfältig zerkleinert werden.

6. Kalorienbewusst essen

Kochen und essen Sie kalorienbewusst. Schauen Sie regelmäßig in den Nährwertetabellen (siehe Anhang) nach.

Reich an Eiweiß. Die ausreichende Zufuhr von Eiweiß bringt Probleme bei der Auswahl, da in verschiedenen Speisen Eiweiß und Fett kombiniert vorhanden sind. Es ist daher einfacher, verstärkt auch pflanzliches Eiweiß auszusuchen.

Arm an Fett. Fett enthält hohe Mengen an Energie, ebenso wie stark gesüßte Speisen. Auch bei einer Verkleinerung der Nahrungsmenge kann man durch falsche Ernährung die Energiezufuhr so hoch halten, dass die gewünschte Verringerung der Körpermasse ausbleibt oder nur langsam eintritt. Eine fettfreie Ernährung ist nicht möglich und auch nicht sinnvoll, da Fette auch als Träger der fettlöslichen Vitamine dienen. Es geht um eine fettarme Ernährung, wobei insbesondere auf die unterschiedlichen Arten von Fettsäuren geachtet werden sollte. An gesättigten Fettsäuren, die überwiegend im tierischen Fett enthalten sind, sollte gespart werden. Ungesättigte Fettsäuren, wie sie in Pflanzen und Fischen zu finden sind, sind lebensnotwendige Nahrungsbestandteile, die im Körper wichtige Funktionen ausüben und vom Körper nicht selbst gebildet werden können. Sie sollten, wenn immer möglich, bevorzugt werden. Die Kombination von Eiweiß und Fett in tierischen Produkten wie in Milch und Fleisch bringt Schwierigkeiten mit sich. Um eine angestrebte Zufuhr von 50 g Eiweiß/Tag zu erreichen, wurde die Kurzformel aufgestellt: »Teures Fleisch und billiger Käse«. Damit ist zum einen mageres Fleisch, insbesondere Wild und Geflügel gemeint; beim Käse sind meist die billigeren Sorten mit höherem Eiweißgehalt zu bevorzugen. Wegen der Eiweißfäulnis werden sie auch als »Stinker« bezeichnet.

Wenig hoch raffinierte Zucker als Kohlenhydrate. Während Brot den Zucker in den günstigeren Speicherformen enthält und daher prinzipiell zu empfehlen ist, enthalten alle anderen Bäckerei- und Konditoreiprodukte vorwiegend hoch raffinierte Zucker. Kuchen und Gebäck sind daher ungeeignet. Ein besonders großer Sündenfall ist hier die Kombination mit fettreicher Schlagsahne. Diese Dinge waren tabu und bleiben tabu, der eigene Geburtstag als große Ausnahme ausgenommen.

Reich an Vitaminen und Mineralstoffen. Die Deckung an Vitamin- und Mineralstoffen stellt ein besonderes Problem dar. Der Verzehr von frischem Gemüse und Obst ist dringend zu raten. Frisch gepresste Obstsäfte sollten verdünnt werden und tragen ebenfalls zur Deckung des Vitaminbedarfs bei. Dennoch wird in der Phase der stärksten Gewichtsreduktion die zusätzliche

Gabe von Vitaminpräparaten empfohlen, um den durch den Abbauprozess körpereigener Substanzen erhöhten Bedarf zu decken.

Fettarme Zubereitung. Die Küchentechnik sollte sich grundlegend umstellen. Die heimlichen Fettreserven liegen nicht nur in den Nahrungsbestandteilen, wie sie vom Fleischer oder aus der Kaufhalle bezogen werden, sondern auch in der Küchentechnik begründet. Jedes Braten in Fett, jede Mehlschwitze bringt versteckte Energien auf den Teller. Aus diesem Grunde sollten fettfreie oder fettarme Techniken (Römertopf, Grillen, Raclette u. a.) in die Küche Einzug halten.

Schwer kaubare Nahrungsmittel pürieren. Auch bei einem gutem Gebiss lohnt sich die Anschaffung eines Küchengeräts, mit dem sich bestimmte Nahrungsbestandteile pürieren lassen. Insbesondere in der Phase der Gewichtsreduktion kann bei einer notwendig gewordenen engen Einstellung des Bandes die Einnahme einiger Nahrungsmittel und Speiseteile Probleme bereiten. Diese sollten dann lieber püriert werden, um sie nicht ganz vom Speiseplan zu vertreiben.

Ausschluss bestimmter Nahrungsmittel aus der Küche. Es gibt eine Reihe von Nahrungsmitteln, die sich nur schwer zu sich nehmen lassen und die Gefahr einer Stomaokklusion hervorrufen. Dazu zählen alle zellulosereichen zähen Obst- und Gemüsesorten. Holziger Spargel oder holzige Apfelsinen sollen hier nur stellvertretend genannt werden. Sie lassen sich auch bei langem Kauen kaum so zerkleinern, dass sie gefahrlos geschluckt und durch das Band transportiert werden können. Sie sollten von Magenbandträgern nicht gekauft werden. Sind sie doch in der Küche gelandet und kein anderes Familienmitglied besteht ausdrücklich auf deren Genuss, so sollten sie diese der Biotonne zuführen.

7. Meiden Sie süße Getränke und Alkohol

Ganz bewusst sollten Menschen, die zwanghaft süße Getränke (Coca-Cola) in großen Mengen zu sich nehmen, von der Operation ausgeschlossen werden. Der Grund ist einfach: Flüssigkeiten passieren das Band problemlos. Bei einer Zufuhr von großen Volumina kalorienreicher Getränke bleibt der Effekt des Magenbandes aus. Alkohol ist eine solche hoch energetische Flüssigkeit. Es tritt nicht die erwartete Gewichtsabnahme ein. Ebenso kann das vermehrte Trinken von süßen Fruchtsäften oder anderen energiereichen Getränken zu einer energetisch ausreichenden Versorgung des Organismus führen. Abnehmen kann man jedoch nur, wenn der Stoffwechsel des Körpers in einem milden Hungerzustand gehalten wird.

8. **Vitaminreiche Nahrung**

Einschränkung in der Quantität der Nahrung muss nicht Einschränkung in der Qualität bedeuten. Ganz im Gegenteil: Es ist bei einer eingeschränkten Nahrungszufuhr von entscheidender Bedeutung, dass auf eine qualitativ vollwertige Ernährung geachtet wird. Qualitativ vollwertig bedeutet, dass Vitamine, Mineralien und Spurenelemente in ausreichender Menge zugeführt werden. Das ist kein Widerspruch. Durch eine Auswahl vollwertiger und abwechslungsreicher Kostformen unter Einbeziehung von frischem Obst und Gemüse kann man dieser Forderung gerecht werden.

9. **Drei bis vier Mahlzeiten pro Tag**

Der normale Rhythmus einer gesunden Ernährung verteilt sich in der europäischen Region auf die Tageszeit. Die Begrenzung der Mahlzeiten in der Anzahl und verteilt über den Tagesrhythmus sichert die Begrenzung der Nahrungszufuhr in der Gesamtbilanz. Frühstück, Mittagessen, Vesper und Abendbrot sind Mahlzeiten, die unserem Kulturkreis entsprechen. Ein ständiges Essen von Zwischenmahlzeiten und Snacks wird durch das Band nur wenig behindert. Dies sollte aus »Bilanzgründen« unterbleiben. Das Band liefert in erster Linie einen Schutz gegen das unmäßige Essen großer Mengen von Nahrung. Es wirkt wie eine »Essbremse«.

10. **Selbstdisziplin:**
    Bei geringstem Sättigungsgefühl sofort aufhören zu essen!

Der durch das Magenband abgeschnürte Vormagen (Fachbegriff: Pouch) ist nicht nur Reservoir, sondern auch Steuerungsorgan. Bei einer ausreichenden Füllung des Pouches kommt es zu einer Dehnung der Magenwand in diesem Bereich. Durch Rezeptoren (Empfänger des Signals Dehnung) werden körpereigene Wirkstoffe des Verdauungstrakts (Enterohormone) freigesetzt. Diese in die Blutbahn freigesetzten Hormone und aufsteigende Nervenbahnen melden dem Zentralnervensystem »Sättigung«. Viele Patienten kennen dieses Gefühl schon seit langem nicht mehr, da ihr Magen mit einem besonders großen Fassungsvermögen nicht mehr in der Lage war, diese Signale zu senden. Offenbar ist es aber nicht so, dass das Zentralnervensystem prinzipiell nicht mehr in der Lage ist, diese Signale aufzufangen oder zu verarbeiten, denn nach der Operation lernen diese Patienten das Sättigungsgefühl wieder kennen. Allerdings gibt es Patienten, bei denen auch nach Magenband-Operation kein Sättigungsgefühl zu erzeugen ist.

Das größere Problem stellt bei vielen Essgestörten die Fähigkeit dar, bei einem Signal »Sättigung« auch wirklich aufzuhören. Gelegentlich essen die Patienten einfach weiter, entweder aus Gewohnheit oder aus Unvermögen, eine Selbstkontrolle aufzubauen, und schließlich erbrechen sie. Damit setzen sie das Band und sich selbst einer großen Gefahr aus. Entscheidend ist es, frühzeitig solche Verhaltensstörungen zu erfassen und eine Verhaltenstherapie einzuleiten.

Steuerung des Magenbandes

Der besondere Vorteil des steuerbaren Magenbandes ist seine Steuerbarkeit. Was ist damit gemeint? In der Regel wird bei etwa zwei Dritteln der Patienten das Band 4 Wochen nach der Operation unter Röntgenkontrolle eingestellt. Danach erfolgt die planmäßige Gewichtsabnahme, ohne dass Korrekturen in der Bandeinstellung notwendig werden.

Bei einem Drittel der Patienten werden Korrekturen notwendig. Gründe können sowohl die zu starke als auch die zu geringe Gewichtsabnahme sein. Es ist daher von entscheidender Bedeutung für den Erfolg der Behandlung, dass regelmäßig, spätestens jedoch quartalsweise, Rückmeldungen über das aktuelle Körpergewicht bzw. den Gewichtsverlust in der Klinik eingehen. Bevor jedoch eine Veränderung in der Bandeinstellung erfolgt, müssen nochmals intensiv und tiefgründig das Essverhalten, die Nahrungszusammensetzung und Bewegungsaktivität ermittelt werden, um Fehler aufzudecken, die sonst unabhängig von der Bandfüllung fortbestehen würden.

Tritt bei einer zu starken Bandfüllung eine Pouchdilatation (siehe Abschnitt »Gefahren und Komplikationen«) auf, so muss das Band etwas »entblockt« werden. Tritt kein Sättigungsgefühl mehr ein, und ist die Passage weitgehend ungehindert, so muss nachgefüllt werden. Eine Reihe von Patienten lässt sich auch bei Auslandsaufenthalten, insbesondere bei Reisen in Entwicklungsländer oder bei Abenteuerurlauben in unzugänglichen Gebieten, das Band entblocken, um möglichen Komplikationen vorzubeugen. Ob dies gerechtfertigt war, lässt sich rückblickend nur schwer abschätzen. Weitere Gründe, das Band zu öffnen, sind Verschlüsse des Stomas (Bandöffnung) durch Nahrungsbestandteile (Okklusion). Es handelt sich in der Regel um Notfallsituationen (siehe Abschnitt »Gefahren und Komplikationen«).

Die Öffnung des Bandes aus nicht medizinisch begründbaren Situationen heraus wie Festivitäten, Einladungen auf Partys, Geschäfts- oder Hochzeitsessen müssen abgelehnt werden. Auch das Weihnachtsfest ist, wie von einer Patientin vorgetragen, kein Grund zur Bandentblockung. Es kommen also prinzipiell nur medizinisch begründbare Veränderungen am Füllungszustand des Bandes in Frage. Dafür gibt es mehrere Gründe. Das Risiko der Operation wurde mit einem klar definierten Behandlungsziel in Kauf genommen. Die weitere Mitwirkung des Patienten ist daher eine entscheidende Voraussetzung für den Erfolg. Auch aus psychologischen Gründen ist es nicht nachvollziehbar, dass den Essstörungen wieder freien Lauf gelassen werden soll. Wichtig ist jedoch, dass jede Punktion die Gefahr der Keimverschleppung von außen in das Fremdmaterial beinhaltet. Die Infektion des Portsystems kann erhebliche Gefahren für den Patienten und die Funktion des Bandes heraufbeschwören. Auf die Möglichkeit der Bandsteuerung bei einer Schwangerschaft wird gesondert eingegangen (siehe Kapitel »Sonderfall: Schwangerschaft nach Operation).

Unzureichende Gewichtsabnahme oder Wiederanstieg

Es ist durchaus normal, dass im Rahmen der Gewichtsreduktion nach einigen Monaten auch einmal über 3–4 Wochen kein Gewichtsverlust eintritt. Entscheidend ist das Verhalten der Gewichtskurve über längere Zeiträume. Fehlende oder zu geringe Abnahme sind Anlass, das Ernährungsverhalten genau zu untersuchen. Vor allem gilt die Aufmerksamkeit der Nahrungszusammensetzung. Was wird gegessen? Wird ein Sättigungsgefühl erreicht? Wie viel kann gegessen werden? Wie sieht die körperliche Aktivität aus?

Häufig liegen Fehler bei der Nahrungsauswahl vor. Fettreiche Kost oder die Zufuhr von hoch kalorischen Getränken führen zu einer nahezu ausgeglichenen Energiebilanz. Damit kann jedoch kein Abbau der Fettdepots erreicht werden. Die Ursache hierfür ist, dass Gewohnheiten beim Einkauf und bei der Nahrungszubereitung nicht aufgegeben wurden. Es ist nun einmal bewiesen, dass Adipöse mehr Fett und erstaunlicherweise weniger Zucker als Normalgewichtige verzehren. Beim Einkauf sind die Weichen bereits zu stellen. Teures Fleisch (Geflügel) und billigerer Käse (fettarm) haben meist ein besseres Eiweiß-Fett-Verhältnis als die gewohnten Gerichte, die bislang in der Familie üblich waren. Das trifft auch auf die Fett sparende Zubereitung (Römertopf, Grillen, beschichtete Pfannen) zu.

Hoch kalorische Fruchtsäfte sind ebenso wie Süßspeisen weitere verborgene Energiequellen, die sich wegen ihrer flüssigen Form besonders gut durch das Band auch in größeren Volumina transportieren lassen. Alkohol ist ein echter Energielieferant und sollte weitgehend gemieden werden.

■ Ernährung nach Operationen

Erst nachdem in gründlicher Analyse der am besten schriftlich festgehaltenen Nahrungsportionen eine Fehlernährung ausgeschlossen werden kann, wird die Passage durch das Band röntgenologisch kontrolliert. Ist das Band zu weit offen, so erfolgt eine Engerstellung.

Es ist jedoch auch möglich, dass durch unvernünftig starke Nahrungszufuhr über den Sättigungszeitpunkt hinaus der »Pouch« mit der Zeit aufgedehnt wurde. Das Fassungsvolumen ist größer geworden, sodass die Gewichtskurve nicht wie beabsichtigt am Ende der Gewichtsreduktion, also nach 1–2 Jahren, sondern mittendrin zum Stehen kommt. In dieser Situation kann zunächst versucht werden, durch eine drastische Verkleinerung der Nahrungsmenge pro Mahlzeit wieder eine »Tonisierung«, d.h. Verkleinerung des Pouches zu erreichen. Schlägt diese Maßnahme fehl, oder der Patient ist aufgrund der fortbestehenden Essverhaltensstörung nicht in der Lage sich zu reglementieren, so muss an eine operative Verkleinerung des Pouches gedacht werden.

Ernährung nach Magenbypass-Operation, biliopankreatischer Bypass-Operation und Duodenal-Switch

Der langsame Aufbau bis hin zu einer normalen Ernährung nach der Operation unterscheidet sich bei diesen Eingriffen nicht, ebenso die allgemeinen Grundsätze für das ganze Leben. Graduelle Unterschiede gibt es lediglich bei den Nahrungsunverträglichkeiten und der Vitamin-Supplementation.

Erste Phase (2.–4. Tag nach der Operation)

Bereits am zweiten postoperativen Tag wird ein Gastrographinschluck durchgeführt. Falls keine Insuffizienz oder Stenose besteht, kann die nasogastrale Sonde entfernt werden. Zeitgleich ist dann der langsame Kostaufbau mit zunächst Wasser (< 30 ml/Std) möglich. Manche US-Zentren führen keine routinemäßige Röntgenuntersuchung durch und andere belassen postoperativ keine Magensonde, wobei keine negativen Auswirkungen zu beobachten sind.

Ernährung nach Magenbypass-Operation

Nachdem der Patient schluckweise Wasser verträgt, wird die Trinkmenge auf bis zu 60 ml/Std. gesteigert und er erhält 3-mal pro Tag 60 ml einer enteralen Standardnährlösung der Geschmacksrichtung seiner Wahl.

Zweite Phase (ab 4. Tag nach der Operation)

Nach der Tolerierung von Phase 1 folgt pürierte und weiche Nahrung, die eine niedrige Fett- und Zuckerzusammensetzung hat. Der Patient wird nur wenige Löffel essen können, aber das Krankenhaus stellt wahrscheinlich volle Portionen bereit. Es liegt am Patienten, die Menge, die er essen will, festzulegen. Dabei muss bedacht werden, dass der Magen nun sehr klein ist (Form und Größe einer kleinen Banane).

▶ Nahrungsbeispiele:

- ungesüßter Apfelmus, pürierte Dosenpfirsiche (ohne Soße), weiche Bananen
- püriertes Fleisch und Geflügel, weiche Eier, Baby-Nahrung
- niedrig-fetter Käse, ungesüßter Pudding
- weichgekochtes Gemüse, mit der Gabel zerdrückt
- Hafergrütze etc.

Nach der Entlassung werden die Patienten bis auf weiteres angewiesen, feste Nahrung zu meiden. Kohlenhydratreiche Getränke sind generell untersagt. Medikationen dürfen nur in Pulverform oder als Lösung eingenommen werden.

Dritte Phase (2.–3. Woche)

Der Patient wird mit einer Weich-Ernährung aus dem Krankenhaus entlassen und diese für etwa drei weitere Wochen beibehalten. Nachdem Phase 2 toleriert ist, geht man langsam zu einer leichten Ernährung über, die sich auf Proteine und niedrig laktosehaltige Milchprodukte stützt und wenig Zucker und Fett enthält.

Dieses Stadium ist sehr individuell. Intoleranzen für bestimmte Nahrungsmittel können auftreten. Der Patient sollte diese Essensbestandteile nach einer Woche wieder versuchen, sie dabei besonders gründlich kauen und langsam essen.

▶ Nahrungsbeispiele:

- Fleisch/Wurst; Hühnerflügel und Brust ohne Haut
- Eier, weicher Schuppenfisch, Dosen-Thunfisch, Tofu-Produkte
- niedrig-fetter Käse
- gekochte oder Dosenfrüchte
- Crackers, Toast, wenig gezuckerte Cornflakes

Vierte Phase (ab 4. Woche)

Nachdem Phase 3 toleriert ist, erfolgt der langsame Übergang zu einer normalen Ernährung, die sich auf Proteine und Milchprodukte stützt und weiterhin Zucker und Fett vermeidet. Schließlich sollte schrittweise von weicher zu festerer Nahrung übergegangen werden. Hierbei sollte mit gekochtem Huhn und Fisch begonnen werden. Fleisch könnte einige Zeit überhaupt nicht vertragen werden. Die Patienten werden zu langem Kauen der Speisen sowie zu Pausen zwischen den einzelnen Bissen angehalten. Beim Eintreten eines Völlegefühls sollte die Nahrungsaufnahme beendet werden.

Pro Tag sind 3 Mahlzeiten einzuhalten; das Auslassen einer Mahlzeit ist zu vermeiden. Zwischenmahlzeiten sollten, wenn überhaupt, nur wenig Kalorien enthalten, wie z.B. reines Popcorn, Sellerie oder Karotten.

Allgemeine Hinweise:

- Limitieren Sie die Verwendung von Ölen, Fetten, Mayonnaise etc.
- Trinken Sie Light- oder Diät-Produkte mit reduziertem Zuckergehalt (viel Wasser).
- Vermeiden Sie Getränke $1/2$ Stunde vor einer Mahlzeit.
- Trinken Sie eine halbe Tasse Flüssigkeit pro Stunde.
- Überessen Sie sich nicht – hören Sie auf, wenn Sie satt sind.
- Essen Sie immer zuerst die Proteine (Milch, Käse, Fisch, Eier).
- Essen Sie danach Gemüse und Früchte und dann erst Kornprodukte.

Allgemeine Grundsätze ein Leben lang

- Essen Sie langsam und kauen Sie gründlich!
- Vermeiden Sie konzentrierten Zucker; er verlangsamt den Prozess des Abnehmens.
- Vermeiden Sie hoch fettige Produkte; sie können zu Durchfällen, Blähungen, Unwohlsein und Gewichtszunahme führen.

Ernährung nach Magenbypass-Operation

- Trinken Sie keine großen Flüssigkeitsmengen mit Ihrer Mahlzeit oder kurz zuvor. Wenn Sie sich mit Füssigkeit auffüllen, dann ist kein Platz mehr für Ihr Essen.
- Denken Sie daran: Ihr Magen kann nach der Operation nur wenige Milliliter aufnehmen. Sie werden sich möglicherweise nach ein bis zwei Esslöffeln satt fühlen. Überessen Sie sich nicht! Mit der Zeit wird sich Ihr Magen ausdehnen. Es braucht 6–9 Monate für die Stabilisierung Ihrer neuen Magengröße, die Ihnen Ihre normalen Essensmengen erlaubt.
- Hören Sie auf zu essen, wenn Sie sich satt fühlen. Wenn Sie dieses Zeichen ignorieren, wird Erbrechen folgen und sich der Magen ausdehnen. Wenn Sie sich nicht fähig fühlen, Sachen einzubehalten, und Probleme haben, hydriert zu bleiben, dann trinken Sie »Gatorade«, das über Elektrolyte verfügt, die für den Erhalt der normalen Zellfunktion wichtig sind.
- Trinken Sie mindestens 6–8 Tassen Flüssigkeit am Tag, um Dehydratisierung zu vermeiden. (Kontrollieren Sie sich auf folgende Zeichen: Kopfschmerz, Abgeschlagenheit, Übelkeit, Lethargie, tiefe Rückenschmerzen, weißer Zungenbelag und dunkler Urin).
- Essen Sie drei hochproteinreiche Mahlzeiten und einen hochproteinhaltigen Snack am Tag. Vermeiden Sie häufige Zwischenmahlzeiten, die zu Gewichtszunahme führen können.
- Mahlzeiten und Snacks sollten stark proteinreich sein. Protein ist notwendig, um Muskelmasse zu erhalten und die Wundheilung zu verbessern. Ziel ist 50–60 mg pro Tag in den ersten Wochen nach der Operation.
- Meiden sollten Sie: Eis, Kakao, Pudding, Trockenfrüchte, Zucker-Cornflakes, Donuts, Kuchen, Kekse, Gelees (Grütze, Götterspeise, Sülze), normale Limonade, Cola, gezuckerten Eistee, Honig, Zucker, Süßigkeiten, Sirup.
- Achtung: Nach Möglichkeit immer Diät-Produkte verwenden.
- Führen Sie ein Mahlzeiten-Protokoll. Dort können Sie auch Unverträglichkeiten vermerken und sich selbst kontrollieren.

Bewegen Sie sich! Das ist der Schlüssel für einen Langzeit-Gewichtsverlust und -erhalt. Laufen/Gehen sollte die Hauptübung der ersten sechs Wochen sein. Nach 6 bis 8 Wochen können dann stärker anstrengende Übungen begonnen werden (Schwimmen etc.).

Nahrungsunverträglichkeiten

Nach Magenbypass-Operation sind die häufigsten Nahrungsunverträglichkeiten langfaseriges Fleisch (Schweine- und Rindfleisch), nach biliopankreatischer Bypass-Operation und Duodenal-Switch sind es Brot, Reis, Pasta, rotes Fleisch und weißes Hühnerfleisch.

Vitamin-Supplementation

Nach Magenbypass-Operation beginnt die Vitamin-Supplementation frühestens nach der dritten postoperativen Woche. Der Patient wird nach der Operation lebenslang zusätzliche Vitamine und Mineralien zuführen müssen, um Mangelernährung zu vermeiden, da er nicht alle Nährstoffe aus der Nahrung ausreichend absorbieren kann.

Die Vitamin-Supplementation besteht aus einer täglichen Dosis an Multivitamintabletten und Kalzium. Das Vitamin B_{12} wird wie nach Magenentfernung in herkömmlicher Weise mindestens einmal im Jahr (100 000 IE), besser quartalsweise verabreicht. Eine Überdosierung gibt es nicht, denn das überschüssige Vitamin wird ausgeschieden. Bei menstruierenden Frauen wird zusätzlich eine Eisenzufuhr empfohlen. Sollten Patienten noch eine Gallenblase haben, kann das Auftreten von Gallensteinen durch die Gabe von bestimmten Gallensäuren während der ersten 6 postoperativen Monate von fast 40 % auf 3 % reduziert werden.

Nach biliopankreatischer Bypass-Operation und Duodenal-Switch wird mit einer Vitamin-Supplementation ebenfalls nach der dritten postoperativen Woche begonnen. Der Patient muss auch hier nach der Operation lebenslang zusätzliche Vitamine und Mineralien zuführen. An Protein benötigt er Designer Protein mit weniger als 6 g Zucker. Der Patient sollte versuchen, 40 Gramm Protein zusätzlich zuzuführen.

Ernährung mit Magenschrittmacher

Da der IGS den Patienten dabei helfen sollte, weniger zu essen, braucht man die Ernährung nicht radikal umzustellen. Wie bereits erwähnt, kann man jedoch stärker abnehmen, wenn Nahrungsmittel mit einem hohen Fettgehalt, wie z. B. Käse, Pommes frites, Schokolade und Eiscreme, vermieden werden.

Sonderfall: Schwangerschaft nach Operation

Junge Frauen mit einem BMI von weniger als 50 kg/m^2, die noch Schwangerschaften planen, sind mit dem Magenband am besten zu führen, da kaum Mangelerscheinungen bei Vitaminen, Mineralien und Eiweiß zu erwarten sind. Nach Bypass-Operationen bestehen nach US-amerikanischen Studien ebenfalls keine Gefahren, wenn die Vitamin- und Mineralstoff-Supplementation gründlich durchgeführt wurde.

Während des ärztlichen Aufklärungsgesprächs vor der Operation wird stets generell darauf hingewiesen, dass während der ersten 2 Jahre nach einer operativen Behandlung des extremen Übergewichtes keine Schwangerschaft geplant werden sollte. Die Begründung ist einfach, denn der Organismus wird in dieser Phase in einen Hungerzustand versetzt, um die Fettdepots abzubauen. Die Entwicklung eines heranwachsenden Kindes kann dadurch beeinträchtigt werden. Ist nach der Normalisierung der Körpermasse ein Gleichgewicht erreicht, bestehen deutlich geringere Bedenken gegen das Austragen einer Leibesfrucht.

Weiterhin muss darauf hingewiesen werden, dass geburtshilfliche Probleme bei extrem übergewichtigen Frauen auftreten können. Mit zunehmendem Körpergewicht (Adipositasgrade im Vergleich) nimmt die Häufigkeit der Geburtseinleitungen zu. Mit anderen Worten, die Rate von normal verlaufenden Spontangeburten nimmt ab. Auffällig ist die zunehmende Rate von Kaiserschnitten mit steigendem Grad der Adipositas. In der Universitätsfrauenklinik Leipzig [42] stieg der Prozentsatz von Schnittentbindungen von 11,3 % bei normalgewichtigen Frauen auf immerhin 28,3 % bei Schwangeren mit Adipositas Grad 3. Ursächlich scheint dabei auch der parallel verlaufende Anstieg von übergewichtigen Neugeborenen (> 4000 g) bei diesen Frauen zu sein (von 9,5 % auf 26 %). Der Fruchttod in der Gebärmutter, Anpassungsprobleme der Neugeborenen und durch die Geburt bedingte Verletzungen sind bei adipösen Frauen deutlich häufiger, sodass eine Schwangerschaft, wenn gewünscht, erst nach der Gewichtsreduktion zu empfehlen ist.

Sonderfall: Schwangerschaft nach Operation

Trotz dieser Aufklärung passiert es jedoch immer wieder, dass bereits wenige Monate nach der Operation die Patientinnen sich in der Klinik melden und mitteilen, dass sie schwanger sind. Meist ist die Schwangerschaft ungewollt entstanden. Viele der Frauen glaubten nach längeren Phasen einer fehlenden Kontrazeption (Schwangerschaftsverhütung), dass sie nicht mehr schwanger werden könnten. Tatsächlich sind komplexe hormonelle Mechanismen mit der Adipositas verbunden, die eine Unfruchtbarkeit (Fachausdruck: Infertilität) auslösen können. Nach erfolgreicher Gewichtsabnahme sind diese Veränderungen offenbar rückgängig zu machen. Dieser Umstand ist dadurch zu erklären, dass einige dieser Frauen, nachdem die Empfängniskontrolle jahrelang wenig beachtet wurde, nach Verlust von 30 kg oder mehr plötzlich wieder empfänglich sind und schwanger werden.

Was muss in dieser Situation getan werden? Die Frage ist schwierig zu beantworten und muss individuell beraten werden. Eine intensive Untersuchung von Mutter und heranwachsendem Kind sind unabdingbar. Nach Bypass-Operationen muss der Vitamin-, Mineral- und Eiweißhaushalt engmaschig kontrolliert und auf jeden Fall eine Supplementation erfolgen.

Wenn eine schwanger gewordene Frau einen Magenballon trägt, wird dieser sofort entfernt. Soll bei einer Magenband-Patientin die Schwangerschaft ausgetragen werden, so wird das Band durch Punktion sofort geöffnet. Nach Entbindung und Abstillen kann die erneute Blockung des Bandes unter Röntgenkontrolle erfolgen. Die Schwangerschaft bei extremer Adipositas ist jedoch mit einem höheren Risiko für Mutter und Kind verbunden. Darüber müssen die Frauen aufgeklärt werden.

Notwendigkeit weiterer Operationen

Die Notwendigkeit und die Häufigkeit weiterer Operationen ist von Verfahren zu Verfahren unterschiedlich. Es gilt der Grundsatz: Alle Operationen mit Einsatz von Fremdmaterialien haben eine höhere Häufigkeit von Wiederholungseingriffen.

Wiederholungseingriffe nach Operationen zur Gewichtsreduktion

Magenballon. Nur der spontan sich entleerende Ballon, der in den Darm abtransportiert wird, zwingt zu einer Folgeoperation. Diese Komplikation ist extrem selten geworden.

Magenband. Auch nach einem komplikationslosen Eingriff mit regelrechter Implantation eines Magenbandes kann sich in der Folge die Notwendigkeit eines erneuten Eingriffs ergeben. Dieser ist nach folgenden Früh- und Spätkomplikationen (siehe Abschnitt »Gefahren und Komplikationen«) notwendig:

- bei Infektionen des Portkammer- und Portschlauchsystems,
- bei einem Slippage,
- bei einer extremen Pouchdilatation,
- bei einer Bandarrosion.

Die Häufigkeit von Wiederholungseingriffen wird in der internationalen Fachliteratur unterschiedlich angegeben. Sie bewegt sich zwischen 9 % und 30 %, bezogen auf die Zahl der Patienten mit einem Magenband. Grundsätzlich muss diese Möglichkeit bei der Entscheidung für ein Magenband mitberücksichtigt werden. Dieser Umstand ist auch ein Argument, weshalb die Eingriffe im Alter über 65 Lebensjahren limitiert werden sollten. Das steuerbare Magenband hat die höchste Rate an Korrektureingriffen, die allerdings fast ausnahmslos auch wieder laparoskopisch durchgeführt werden können. Ursache ist die Wechselwirkung von Fremdmaterial und Organismus.

Magenbypass: Die Gefahr von Reoperationen besteht vorwiegend nur in den ersten Tagen nach der Operation, wenn die Anastomose (Neuverbindung) nicht heilt (dicht ist).

Geschwüre (Ulkuskrankheit) im Bereich der Neuverbindung zwischen Magen und Dünndarm sind in der Regel mit Medikamenten zur Abheilung zu bringen. Entwickeln sich hieraus Stenosen (bis zu 2 %), so kann zunächst mit Dehnungen eine Verbesserung erreicht werden. In seltenen Fällen kann eine Reoperation notwendig werden (deutlich $< 1\,\%$).

Biliopankreatischer Bypass und Duodenal-Switch: Die Gefahr von Reoperationen besteht vorwiegend nur in den ersten Tagen nach der Operation, wenn die Anastomose (Neuverbindung) nicht heilt (dicht ist).

Zu späteren Zeitpunkten kann in seltenen Fällen bei einer zu starken Gewichtsabnahme, einem zu großen Eiweißverlust oder neurologischen Komplikationen der Länge der Darmschenkel eine Folgeoperation notwendig werden. Hier wird dann lediglich die Länge des gemeinsamen Dünndarmabschnitts wieder verlängert. Gagner (New York) hat diesen Eingriff bei 2 von 250 Patienten vornehmen müssen. Am Magen und Zwölffingerdarm sind keine Korrekturen notwendig. Da es sich meist um eine gestörte Eiweißresorption handelt, muss der Nahrungsschenkel zugunsten des Schenkels für den Verdauungssaft verlängert werden.

Magenschrittmacher: Sondendislokalisationen (Herausgleiten der Sonde aus der Magenwand) waren in der Anfangszeit häufig, sodass erneute laparoskopische Befestigungen notwendig waren. Mit Veränderung der Technik scheinen sie selten oder nicht mehr aufzutreten. Etwa nach 5 Jahren muss die Batterie erneuert werden.

Gallenblasenentfernung nach allen Operationen: Die Möglichkeit einer Gallensteinbildung nimmt in den Phasen der Gewichtsreduktion deutlich zu. Hier kann eine medikamentöse Prophylaxe erfolgen, die zwar nicht 100 %ig eine Gallensteinbildung verhindert, aber deutlich senkt. Grundsätzlich haben Menschen mit einer Adipositas häufiger Gallensteine als normalgewichtige Personen. Machen sich jedoch im Rahmen der Gewichtsreduktion Gallensteine bemerkbar, die sich erst im Gefolge der Operation wegen Adipositas gebildet haben, sollte baldmöglichst die laparoskopische Gallenblasenentfernung geplant werden. Idealerweise wird dieser Eingriff erst dann durchgeführt, wenn der Patient bereits sein Zielgewicht erreicht hat. Deutliche Beschwerden seitens der steingefüllten Gallenblase sollten jedoch Anlass sein, diesen Eingriff vorzuziehen.

Plastische Operationen nach Gewichtsreduktion

Die Bauchdecke ist nach starker Gewichtsabnahme oder oft auch nach einer Schwangerschaft erschlafft, und ein störender »Fett- oder Hängebauch« bildet sich. Eine Fettabsaugung allein ist hier nicht ausreichend, da in erster Linie der Hautüberschuss entfernt werden muss. Der Eingriff wird in Allgemeinnarkose durchgeführt. Der Schnitt verläuft tief am Unterbauch im Bereich der Schamhaargrenze. Er wird vor der Operation eingezeichnet und verläuft so, dass er vollständig von der Unterwäsche oder der Bademode bedeckt wird. Die Bauchhaut wird bis zum Rippenbogen von der Bauchmuskulatur abgelöst, der Nabel aus der Haut gelöst, sodass diese nach unten gestrafft und der Überschuss abgetrennt werden kann. Meist lässt sich das ganze Gebiet unterhalb des Nabels entfernen. Der Nabel wird durch einen kleinen Schnitt in die heruntergezogene Haut in seine alte Position wieder eingesetzt. Manchmal ist es notwendig, zusätzlich zur horizontalen Narbe eine vertikale zu setzen. Meist – insbesondere bei Frauen – wird auch die gerade Bauchmuskulatur in der Mitte mitgestrafft. Postoperativ muss für die ersten 6 Wochen ein Kompressionsmieder getragen werden. Schmerzen und ein Zuggefühl nach der Operation sind normal, lassen sich aber durch entsprechende Schmerzmittel gut beheben. Auch eine Blutergussbildung oder Wundsekretion für einige Tage ist nicht ungewöhnlich.

> Beachten Sie: Die Operation erfordert einen stationären Aufenthalt von zwei bis drei Tagen.
> Die Nähte werden in verschiedenen Stadien zwischen dem 8. und 14. Tag entfernt.
> Eine Schonung ist für zwei bis vier Wochen erforderlich.
> Sport sowie schweres Heben und Tragen sollten sechs Wochen gemieden werden.

Die endgültige Narbe ist erst nach ein bis eineinhalb Jahren zu beurteilen. Dann kann es notwendig sein, die Narbe – insbesondere an ihren beiden Enden – in örtlicher Betäubung zu korrigieren.

■ **Notwendigkeit weiterer Operationen**

Die Planung und Durchführung der Operation geht wie folgt vor sich:

1. Terminabsprache beim Wiederherstellungschirurgen, der ganz genau erklärt, was und wie es gemacht wird.
2. Vorstellung beim Krankenkassenarzt, um die Kostenübernahme zu erhalten.
3. 2 Tage vor dem Operationstermin zur Blutanalyse und Gespräch mit dem Anästhesisten.
4. Operationsdauer zirka 1,5 Stunden.
5. Nach der Operation wird im Aufwachraum eine Überwachung vorgenommen, dann erfolgt der Transport in das Krankenzimmer. Schmerzmittel werden zwei Tage benötigt.
6. Redon-Drainagen (Schläuche) werden nach 1–2 Tagen entfernt; je nach Flüssigkeitsabsonderung erfolgt Entlassung spätestens nach 5 Tagen.

Veränderungen von Körperfunktionen bei Gewichtsverlust

Die Umstellung des Organismus ist durch die veränderte Physiologie und den Abbauprozess der Fettdepots vielfältig. Viele Funktionen des Körpers ändern sich.

Veränderungen beim Stuhlgang

Der **Stuhlgang** ist eine Körperfunktion, die sich nach jeder operativen Behandlung des Übergewichts grundlegend ändert. Die Art und das Ausmaß der Änderung sind jedoch weitgehend zwischen den Operationsverfahren verschieden.

Restriktive Operationen (Magenband, Mason). Diese Operationen führen zu einer drastischen Einschränkung der Nahrungsmengen. Das trifft besonders auf Magenband-Patienten zu. Während der »Vielesser« vor der Operation regelmäßige, häufige und voluminöse Stuhlgänge hatte, folgt nach der Operation eine Phase der relativen »Verstopfung«. Anfangs nur flüssige Kost, später nur kleine Portionen lassen die Frequenz und die Menge des Stuhls drastisch mindern. Später findet sich wieder ein Rhythmus. Prinzipiell ist jedoch ein Stuhlgang bis zu alle 3 Tage noch als normal anzusehen. Medikamente zur Stuhlregulierung sollten nicht von sich aus genommen werden. Mit dem Hausarzt können die Maßnahmen bei mehr als dreitägigem Aussetzen des Stuhlgangs besprochen werden. Eine dauerhafte Einnahme von Abführmitteln sollte keinesfalls erfolgen, da sich der Darm daran »gewöhnt« und sich die »Darmträgheit« verstärkt.

Magenballon-Patienten haben diese Einschränkungen und Veränderungen nur in den ersten 2 bis 3 Monaten. Danach normalisiert sich der Stuhlgang mit Zunahme der Nahrungsmengen, falls die Einschränkung der Nahrungszufuhr nicht beibehalten wird.

Kombinierte Verfahren (Magenbypass, biliopankreatischer Bypass): Durch eine Kombination von Nahrungsrestriktion und Mangelverdauung, insbesondere von Fett, sind die »Verstopfungen« durch eine Verringerung der Nahrungsmenge nicht zu beobachten. Im Gegenteil, denn das nicht in den Organismus aufgenommene Fett wird über den Stuhl ausgeschieden. Die Mengen hängen vom Fettanteil der Nahrung und vom Operationsverfahren ab.

Beim Magenbypass ist die Komponente der Mangelverdauung geringer als beim BPD. Die Länge der ausgeschalteten Schlinge ist ebenfalls eine Einflußgröße. Sie wird länger gewählt, wenn das Übergewicht höher ist. Es ist durchaus normal, dass sich postoperativ die Stuhlfrequenz erhöht. Nach einem BPD ist es nicht ungewöhnlich, bis zu 4-mal täglich auf die Toilette zu gehen. Der Stuhl wird breiig, ohne jedoch Durchfallcharakter zu bekommen. Die Stuhlgangszeiten ändern sich. Beispielsweise ist typisch, dass der erste morgendliche Stuhlgang etwa eine halbe bis eine Stunde eher auftritt als vor der Operation.

Zudem können Blähungen auftreten. Die Stühle können übel riechen, da die Fettverdauung eingeschränkt ist. Bei einigen Patienten kann es auch zu wiederholten Durchfällen kommen. Die meisten dieser Magen-Darm-Symptome normalisieren sich aber nach einem Jahr.

Die Nebenwirkungen hängen ganz entscheidend von der Ernährung ab. Wird eine fettreiche Mahlzeit eingenommen, folgt die Nebenwirkung nach wenigen Stunden. Diese Operationen erziehen zu einer ausgewogenen Ernährung. Die Patienten können die Nebenwirkungen fast planen. Ernährungsfehler werden sofort bestraft.

Beispiel: Wenn jemand zum Oktoberfest fahren und eine Haxe essen will, kann er dies nach einem Bypass tun (nach einem restriktiven Verfahren nicht). Er muss allerdings nach einigen Stunden eine Toilette aufsuchen. Das Hotelzimmer sollte dann ein Einzelzimmer sein, da die vermehrte Fettzufuhr von übel riechenden Winden gefolgt wird, die auch von der Umgebung wahrgenommen werden.

Es ist normal, dass im Darm Gase existieren. Diese können entweder von verschluckter Luft (z.B. Trinken mit Strohhalm) kommen oder aber durch eine Fermentation durch harmlose Darmbakterien im Darm entstehen. Am ehesten entstehen Darmgase durch kohlenhydratreiche Kost, seltener durch Fette und Proteine.

Weitere Folgen der Gewichtsreduktion

Haarausfall und brüchige Nägel können in der Phase der drastischen Gewichtsreduktion auftreten. Die ausreichende Versorgung mit Mineralien und Vitaminen in Form von Konzentraten können diese Nebenwirkungen beseitigen oder abschwächen. Sie sind nur vorübergehender Natur und verschwinden mit der Stabilisierung der Gewichtskurve. Die Gabe von Zink und Magnesium ist hier besonders hilfreich.

Vitamin und Mineralien-Mangelerscheinungen sind bei Bypass-Operationen nur dann zu erwarten, wenn keine dauerhafte Supplementation erfolgt.

Muskelschwund ist ein weiterer unerwünschter Effekt der Gewichtsreduktion. Muskulatur besteht aus Eiweiß und wird bei Hunger zuerst vom Körper abgebaut. Körperliche Bewegung fördert den Erhalt der Muskulatur auch in Hungerphasen. Zudem ist Sport gut für den Kreislauf und letztendlich auch für die zukünftige Figur.

Der Blutdruck sinkt während des Abnehmens. Das ist bei erhöhtem Blutdruck erwünscht. Bei einem normalen Ausgangswert kann der erniedrigte Blutdruck das Wohlbefinden erheblich stören. Schwindelgefühl und starke Müdigkeit sind erste Anzeichen. Mit Hilfe des Hausarztes können die Nebenwirkungen eingeschränkt werden.

Der Blutzucker wird durch einen veränderten Insulinspiegel anders eingestellt. Während Diabetiker plötzlich weniger oder kein Insulin mehr brauchen, kann es bei stoffwechselgesunden Personen zu Zeichen der »Unterzuckerung« kommen. Einen besonders positiven Effekt auf den gestörten Zuckerstoffwechsel bei Diabetes mellitus haben die Magenbypass-Operationen.

Die Libido normalisiert sich mit der Gewichtsreduktion wieder; dies berichten viele jüngere Patientinnen.

Die Regelzyklen der Frau sind bei Adipositas vielfach gestört. Mit der Normalisierung des Gewichts können sich die Zyklen der Menstruation wieder völlig normalisieren.

Die Fruchtbarkeit wird mit der Normalisierung des Gewichts wiederhergestellt. Dementsprechend sollte Kontrazeption betrieben werden. Eine

Veränderungen von Körperfunktionen bei Gewichtsverlust

Schwangerschaft sollte erst nach Normalisierung der Körpermasse angestrebt werden.

Sodbrennen, Magenknurren und unangenehme Empfindungen können durch Gastrostimulation infolge der erhöhten Aktivität des Verdauungssystems hervorgerufen werden. Die Patienten werden sich unter Umständen unwohl fühlen, wenn sie zu viel essen, und bestimmte Nahrungsmittel, die sie früher problemlos essen konnten, nicht mehr vertragen. Im Allgemeinen sollten diese Nebenerscheinungen unbedenklich sein. Sodbrennen

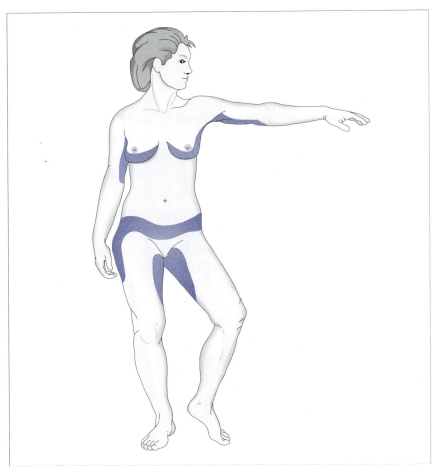

Abb. 24: Problemzonen der Haut nach erfolgreicher Gewichtsreduktion.

nach Magenbandoperationen ist oftmals durch die Stauung der Nahrungsmittel vor dem Band verursacht und sollte durch den Arzt abgeklärt werden. Hier kann eine Entzündung der Speiseröhre vorliegen, die durch eine Öffnung des Bandes zur Abheilung gebracht werden kann.

Kosmetische Probleme ergeben sich bei überschüssiger Haut. Manche Körperregionen sind stärker betroffen (Abb. 24). Bei jüngeren Menschen ist die Elastizität der Haut größer als im höheren Alter. Dementsprechend sind die kosmetischen Probleme geringer (Abb. 25 und 26). Kosmetische Korrekturen sollten prinzipiell erst dann vorgenommen werden, wenn die Gewichtskurve stabil ist (siehe »Notwendigkeit weiterer Operationen«). Eine Pflege der Haut mit Bürstungen und Creme ist unbedingt zu empfehlen.

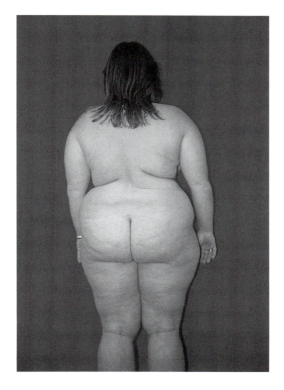

Abb. 25: Patientin vor der Gastric-Banding-Operation.

■ Veränderungen von Körperfunktionen bei Gewichtsverlust ■

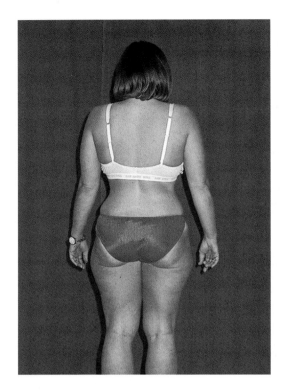

Abb. 26: Patientin ein Jahr nach der Gastric-Banding-Operation.

Nachsorge ein Leben lang

Adipositas ist eine chronische Erkrankung und auf chirurgischem Weg nicht zu heilen. Durch die Einschränkung der Nahrungszufuhr mit oder ohne Kombination mit einer Mangelverdauung wird eine Gewichtsreduktion leichter ermöglicht. Daher ist eine langfristige Kontrolle der Patienten im Rahmen eines interdisziplinären Therapiekonzepts zwingend notwendig, um Nebenwirkungen vorzubeugen. Nebenwirkungen und Komplikationen können nach allen operativen Eingriffen nach Gewichtsreduktion auftreten. Ohne Gewichtsreduktion sind die Adipösen jedoch unweigerlich allen Folgen der Adipositas ausgesetzt und haben eine deutlich verkürzte Lebenserwartung. Ihre Lebensqualität war bei dem extrem erhöhten Übergewicht durchgehend eingeschränkt.

Bereits wenige Wochen nach der Operation haben sich die Operierten an das veränderte Leben mehr oder weniger gewöhnen können. Viele haben im Alltag, Beruf und Familie »ihren Mann zu stehen« und dabei vielfach auch den Aufenthalt im Krankenhaus verdrängt. Dennoch ist es für den Erfolg der Behandlung enorm wichtig, dass die Klinik in einem Erfassungssystem die Gewichtskurve in mindestens 3-monatigen Abständen festhält. Die Klinik sollte wissen, ob es dem Patienten gut geht und wie viel er zurzeit wiegt. Diese Kontrolle sollte ein Leben lang erfolgen, wenn dann auch in größeren Zeitabständen. An der Gewichtskurve kann der Spezialist in der Klinik erkennen, ob sie im Bereich der Norm liegt oder ob Auffälligkeiten vorliegen. Diese können sich sowohl in einer ungenügenden oder einer zu starken Gewichtsabnahme als auch in einer erneuten Gewichtszunahme äußern.

Die Nachsorge ist bei Patienten nach einer Operation mit Mangelverdauung noch weitaus wichtiger, da sich Mangelerscheinungen ausbilden können. Regelmäßige Kontrollen der Laborparameter sind notwendig.

Die Nachsorge beim Magenschrittmacher ist mit der nach Herzschrittmacher-Implantation vergleichbar. Bei der Entlassung aus dem Krankenhaus erhält der Patient einen vorläufigen Ausweis. Innerhalb von zwei Monaten nach der Operation wird ein ständiger Ausweis ausgegeben.

■ **Nachsorge ein Leben lang** ■

Beim Verlassen des Krankenhauses ist der IGS so programmiert, dass er ausgeschaltet ist, damit sich der Magen erholen kann. Nach ein bis vier Wochen wird der Patient vom Arzt zu einer Kontrolluntersuchung bestellt, bei der das Gerät auf das Aussenden elektrischer Impulse programmiert wird. Danach werden die Patienten mindestens einmal pro Jahr zu einer Kontrolluntersuchung bestellt.

Der Gastrostimulator wird mit der entsprechenden Seite nach oben eingepflanzt, damit eine einwandfreie Kommunikation mit dem Programmiergerät in der Arztpraxis gewährleistet wird. Die Patienten dürfen das unter der Haut liegende Gerät niemals bewegen, verbiegen oder verdrehen. Dies könnte eine Beschädigung der Sonde und/oder der Leitungsverbindung zur Folge haben. Normale Körperbewegungen sollten die Sonde, die vom IGS zu den in der Magenwand implantierten Elektroden führt, nicht beschädigen. Beim Magenschrittmacher muss die Batteriefunktion und das System überprüft werden. Mangelerscheinungen sind hier nicht zu erwarten, solange die Ernährung ausgewogen durchgeführt wird.

Langfristige Gewichtserhaltung

Die Gewichtsreduktion ist nur dauerhaft zu sichern, wenn sich die Patienten an die veränderte Lebensweise anpassen. Dazu ist eine Ernährungsumstellung und eine Änderung der gesamten Lebensweise notwendig. Die Bypass-Verfahren sind jedoch weitgehend betrugssicher, sodass hier ein dauerhafter Erfolg am ehesten erreicht wird. Allerdings kann es auch nach kombinierten Operationsverfahren nach Jahren zu einem Gewichtsanstieg kommen. Auf jede Aufhebung einer operativen Maßnahme folgt ein Gewichtsanstieg.

Magenballon

Da der Ballon im Magen ein Sättigungsgefühl erzeugt, fungiert er als Hilfsmittel zur Gewichtsreduktion und kann helfen, eine vorgeschriebene Diät einzuhalten. Die Wahrscheinlichkeit, das neue Gewicht nach der Entfernung des Ballons zu halten, ist höher, wenn die während des Balloneinsatzes geänderten Ess- und Verhaltensgewohnheiten beibehalten und verbessert werden.

Die Gewichtsstabilisierung oder zumindest die Minimalisierung einer Wiederzunahme wird auch nach Operationen nur erreicht, wenn die Therapie möglichst langfristig und in überschaubarer Häufigkeit gewährleistet bleibt. Hier kommt dem Hausarzt bzw. den Schwerpunktzentren eine besondere Bedeutung zu. Die meisten Patienten nehmen nach Ballon-Entfernung erst einmal wieder zu. Das ist normal, da die Ballon-Blockade des Magens aufgehoben wurde. Nur bei einer fortschreitenden Begleitbehandlung wird verhindert, dass das Ausgangsgewicht wieder erreicht wird.

Magenband

Die Ergebnisse nach Magenband-Implantation sind sehr unterschiedlich. Sie unterschieden sich zwischen US-amerikanischen, australischen und europäischen Studien. Die besten Ergebnisse konnte Paul O'Brien aus Melbourne (Australien) vorweisen. Allerdings zeigen alle Studien spätestens nach 5 Jahren einen leichten Trend zur Gewichtszunahme.

Im Rahmen der langfristigen Betreuung muss auch ein geringer, vorübergehender Anstieg des Gewichtes (3–5 kg) als »normaler Begleiteffekt« einer erfolgreichen Gewichtsreduktion angesehen werden, ohne ihn als Misserfolg und Non-Compliance (Nichtmitwirkung) des Patienten zu werten (Misserfolgsprophylaxe). Das Training effektiver und im täglichen Leben durchhaltbarer Selbstkontrollstrategien muss bereits während der aktiven Gewichtsabnahme erfolgen, um dem Patienten bestmögliche Stabilisierung des Gewichts auch ohne therapeutische Fremdkontrolle zu ermöglichen. Eine Reduktion des Fettverzehrs bei gleichzeitiger flexibler Kontrolle des Kohlenhydratverzehrs scheint die am besten durchhaltbare Modifikation des Essverhaltens zu sein. Körperliche Aktivität, bei der nicht Leistung und Pflicht, sondern Spaß, Spiel und soziales Erlebnis zentrale Motivationselemente sind, unterstützen dies. Eine Gruppentherapie kann diese Therapiestrategie ergänzen. Bei individuellen Problemsituationen, die u.a. durch die Gewichtsreduktion ausgelöst wurden (Binge-Eating, Partnerkonflikte etc.), ist psychotherapeutischer Rat einzuholen. Selbsthilfegruppen von Operierten sind eine gute Unterstützung bei der Erhaltung des einmal erreichten Erfolgs.

Bypass-Chirurgie

Der Magenbypass und der biliopankreatische Bypass zählen zu den am besten untersuchten Verfahren der Adipositas-Chirurgie. Griffen [45] hat die Erfahrungen von 10 000 Magen-Bypass-Operationen (mit Bauchschnitt) in den USA ausgewertet. Danach konnten mindestens 85% aller Patienten ein Gewicht von wenigstens 50% über dem Idealgewicht dauerhaft erreichen. Die Bypass-Verfahren besitzen den entscheidenden Vorteil, dass sie nicht durch den Patienten ausgetrickst werden können. Von etwa 5000 Patienten konnten nach 10 Jahren immerhin 80% das Gewicht dauerhaft halten.

Pories und Kollegen berichten über 608 Patienten, die bis zu 14 Jahren nachbeobachtet wurden. Nur 3% der Operierten wurden im Rahmen der Nachbeobachtung verloren. Der Excess weight loss (Verlust des Übergewichts) betrug 75% innerhalb eines Jahres. Nach 8 Jahren waren es noch 50% Verlust des Übergewichts. Flickinger und Kollegen berichten über die Häufigkeit von Hochdruck (57%) und Diabetes (22%) bei 397 Patienten vor einer

Bypass-Chirurgie. Weiterhin war bei 13 % eine eingeschränkte Glukosetoleranz gefunden worden. Nach der Operation verringerte sich die Häufigkeit von Bluthochdruck auf 18 %. Eine diabetische Stoffwechsellage war nur noch bei einem Patienten nachweisbar.

Magenschrittmacher

Für den Magenschrittmacher gibt es keine Zahlen über einen längeren Zeitraum. Die von Cigaina [7] gemachten Beobachtungen sind Einzelfall- und tierexperimentelle Studien. Die gegenwärtig laufenden Studien müssen abgewartet werden. Kurzfristig werden 30 % des Übergewichts verloren.

Selbsthilfegruppen und Internet

Patienten, die eine chirurgische Lösung ihrer Gewichtsprobleme in Betracht ziehen, wollen sich vor ihrer Entscheidung für eine bestimmte Operation möglichst umfassend informieren. Neben dem behandelnden Arzt kommen dabei hauptsächlich die Selbsthilfegruppen und das Internet in Frage.

Erfahrungsaustausch in Selbsthilfegruppen

Über die medizinischen Aspekte hinaus, die der betreuende Arzt in der Klinik in einem Vorgespräch erläutert, gibt es noch viele weitere Fragen: von der Formulierung des Antrags für die Kostenübernahme bei den Kassen bis hin zu den veränderten Lebensumständen, die sich in Familie, Beruf und Partnerschaft ergeben. Besonders die künftige Ernährungsumstellung nach einer Operation wirft Fragen auf, die am besten von anderen Betroffenen beantwortet werden können. Gerade wenn die Krankenkasse einen ablehnenden Bescheid erteilt, fallen die Patienten in ein seelisches Tief, denn viele sehen in der Operation den letzten Ausweg. Gemeinsam in der Gruppe sind diese Rückschläge leichter zu verkraften und das Gefühl, nicht alleine zu sein, Sorgen und Nöte austauschen zu können, hilft dabei.

Inzwischen gibt es in fast allen größeren Städten Treffen von Adipösen, Magenband-Trägern und »Bypasslern«.

Den Kliniken, die diese Operationen durchführen, sind die Organisatoren und die Orte der Treffen bekannt. Weitere Hilfe bieten Foren von Selbsthilfegruppen im Internet.

Das Internet als Forum

Das Internet bietet Diskussionsforen speziell zum Thema Adipositas-Chirurgie. Die Anonymität ist dabei von Vorteil, denn Übergewichtige schämen sich meist ihrer Probleme. Hier aber können sie erstmals, ohne ihre Identität preiszugeben, offen über alles schreiben. Andere Betroffene, die schon ihre Erfahrungen gemacht haben, antworten und schildern ihren Umgang mit entsprechenden Situationen. So erhält man auf eine gestellte Frage viele Antworten von verschiedenen Leidensgefährten und kann sich danach recht gut ein eigenes Bild machen.

Viele Nutzer schauen täglich in die Internet-Foren und beteiligen sich auch rege mit Beiträgen. Noch mehr Nutzer sind »stille Leser«, die die Informationen aufnehmen, jedoch im Hintergrund bleiben. An den Diskussionsforen beteiligen sich hauptsächlich Betroffene und geben eigene Erfahrungen wieder. Medizinische Fragen sollte man hier allerdings nicht stellen; sie können nur von einem Arzt kompetent beantwortet werden.

Neben den Diskussionsforen gibt es viele interessante Links (Verweise) zu Internetseiten, die sich mit dem Thema Adipositas befassen. Auch hier sollte unterschieden werden, ob es sich um eine private Homepage mit persönlichen Erfahrungsberichten und allgemeinen Informationen zu den verschiedenen Operationsmethoden oder ob es sich um medizinisch fundierte Informationen von wissenschaftlichen Einrichtungen, Krankenhäusern, Universitäten oder Arztpraxen handelt. Leider finden im Internet auch unseriöse Geschäftemacher ihren Platz, die mit obskuren Mitteln Wunder versprechen. Auch die Aussagen von verschiedenen Vereinigungen Übergewichtiger, die teilweise äußerst unsachlich auf chirurgische Lösungen bei Adipositas reagieren, sollte man differenziert betrachten.

Zu den Stichworten »Adipositas«, »Adipositas-Chirurgie«, »Magenband«, »Gastric Banding« und »Magenbypass« kann man in jeder Suchmaschine interessante Beiträge finden. Zu Magenbypass finden sich weitaus mehr im angloamerikanischen Sprachraum, sodass in den Suchmaschinen unter »any language« nach dem Begriff »gastric bypass« gesurft werden muss. Für den biliopankreatischen Bypass gibt es mehrere englischsprachige Webseiten, die umfassend informieren (www.Duodenal.switch.com).

Selbsthilfegruppen und Internet

Empfehlenswerte Internetadressen:

http://www.magenband.ch/
Selbsthilfegruppe Lenzburg. Private, informative Homepage mit sehr interessantem Forum, in dem täglich aktuelle Fragen gestellt und von Betroffenen beantwortet werden.

Die folgenden Adressen gehören/arbeiten zusammen und haben ein gemeinsames Forum:
http://www.magenbandinfo.de
http://www.zuschwer.de
http://www.hummeltaillen.de
Hier finden alle Gruppen von Übergewichtigen Hilfe, u. a. gibt es im Forum auch das Thema »Operative Behandlungen«, zu dem verschiedene Unterthemen diskutiert werden können.

http://www.go.to/magenband
Private Homepage mit Klinikadressen und Tipps rund um das Magenband.

http://www.willi-schlaak.de
Private Homepage mit nützlichen Informationen über das Magenband und andere chirurgische Möglichkeiten.

http://www.magenbypass.de
Private Homepage eines eigenen Patienten mit Magenbypass.

http://www.patientenschutz.de
Homepage der Patientenschutz e.V. Unter »Info & News« findet man die Arbeitsgemeinschaft Adipositas mit medizinischen Fachberichten und vielen weiteren Informationen.

http://www.adipositas-gesellschaft.de
Hier sind u. a. die Leitlinien der Deutschen Adipositas-Gesellschaft zu finden.
Besonderheit: Adipositas im Kindes- und Jugendalter: Innerhalb der Deutschen Adipositas-Gesellschaft widmet sich die Arbeitsgemeinschaft Adipositas im Kindes- und Jugendalter AGA speziell der Diagnostik, Therapie und Prävention der Adipositas bei Kindern und Jugendlichen.
Siehe ebenfalls unter http://www.adipositas-gesellschaft.de

Außerdem hat fast jedes Krankenhaus eine eigene Homepage, und die Universitäten bieten ebenfalls viele wissenschaftlich fundierte Beiträge.

Erfolgsstatistik

Messgrößen des Erfolgs sind Gewichtsreduktion und Lebensqualität. Beide sind unmittelbar miteinander verbunden, bedingen jedoch keinen Automatismus, da operationsspezifische Nebeneffekte miteinfließen. Die Erfolgsstatistiken beruhen auf Untersuchungen einzelner Arbeitsgruppen, die in Fachzeitschriften veröffentlicht wurden. Sie sind wissenschaftlich untermauert und bieten eine solide Basis für eine Information der Patienten.

Magenballon

Wichtig ist, dass der Magenballon als Hilfsmittel zur Gewichtsreduktion in Verbindung mit einer vorgeschriebenen Diät und einem Verhaltensmodifikationsprogramm verwendet werden muss. Wie viel die Patienten abnehmen, hängt also davon ab, wie streng sie sich an ihre Diät halten. Wie lange sie das Gewicht nach dem Abnehmen halten, hängt davon ab, in welchem Maß sich die Betroffenen auf Dauer in Bezug auf das Essverhalten und die Bewegungsaktivität umstellen. Die Sättigung und damit die Gewichtsabnahme ist in den ersten zwei Monaten am deutlichsten. Die Abnahme des Übergewichts kann bei einer exakten Begleitbehandlung bei Patienten mit einem BMI von weniger als 40 immerhin 50 % betragen [57]. Je höher das Übergewicht, desto geringer der prozentuale Verlust.

Der mittlere Gewichtsverlust in umfangreicheren Beobachtungen beträgt allerdings nur zwischen 14 kg und 21 kg [13, 17, 47, 58, 61]. Im eigenen Krankengut haben einzelne Patienten mühelos 45 kg verloren, andere dagegen nur 12 kg. Die begleitende Zusatzbehandlung ist für den Gewichtsverlust entscheidend.

Ein Grund für den ausbleibenden Erfolg besteht darin, dass die Patienten den Ballon auch austricksen können. Patienten, bei denen Essverhaltensstörungen vorliegen, gelingt es durch geschickte Nahrungswahl und -vorbereitung auch unter den Bedingungen eines im Magen aufgeblasenen Ballons ihr Gewicht nicht nur zu halten, sondern weiter zu steigern. Als Extremform haben wir Patienten beobachtet, die verflüssigte Schokolade und Eis am Magenballon vorbei getrunken haben.

Magenband

Jede neue Behandlungsform muss sich an den herkömmlichen und konkurrierenden Techniken messen. Der Erfolg einer operativen Behandlung lässt sich an verschiedenen Kriterien ablesen. Der Verlust an Fettmasse (gemessen in Kilogramm Körpermasse) ist dabei nur ein, wenn auch der wichtigste Aspekt. Die Normalisierung des Körpermassenindex BMI in Bereiche von weniger als 30 kg/m^2 ist ein wichtiges Zielkriterium. Die subjektiven Veränderungen gehen meist mit der Normalisierung des BMI einher. Dazu zählt die Wiederherstellung der körperlichen Leistungsfähigkeit, subjektives und psychisches Wohlbefinden.

Blutdruck und Stoffwechselfunktionen normalisieren sich. Unmittelbar damit sind soziale Auswirkungen wie Wiederaufnahme einer beruflichen und/oder sportlichen Tätigkeit verbunden. Die Selbstsicherheit der Patienten kehrt zurück. Sie trauen sich wieder mit den Kindern in das Schwimmbad oder zum Elternabend. Die Kleidung kann wieder in »normalen« Geschäften gekauft werden. Mit diesen Veränderungen lösen sich Spannungen in der Familie.

Die subjektiven Auswirkungen einer erfolgreichen Gewichtsreduktion sind schwer zu erfassen. Aus diesem Grunde hält man sich, wenn es um die Erfolgsbeurteilung geht, an die Gewichtskurve. Dabei ist jedoch zu beachten, dass das Ausgangsgewicht einen ganz entscheidenden Einfluss auf die Gewichtskurve nach der Operation hat. Ein Patient mit 240 kg Ausgangsgewicht verliert in absoluten Zahlen innerhalb eines Zeitraums (z. B. innerhalb 4 Wochen) deutlich mehr an Gewicht als bei einem Ausgangsgewicht von 130 kg. Der relative Verlust (prozentual zum Körpergewicht) fällt dagegen bei höheren Ausgangsgewichten geringer aus. In der Abb. 27 wurden die Zeitverlaufskurven für verschiedene »Gewichtsklassen« aus dem eigenen Patientengut dargestellt. Für die Beseitigung krankheitsfördernder Einflüsse der Adipositas ist letztendlich der Körpermassenindex (BMI) der entscheidende Messwert. Jede Behandlung hat nur dann einen echten Erfolg, wenn der BMI dauerhaft normalisiert werden konnte. Diese Fähigkeit hat bei der extremen Adipositas (BMI >40) bislang nur die chirurgische Therapie unter Beweis stellen können.

Lange Zeit kritisierten die Krankenkassen, dass für das Magenband noch keine Langzeitergebnisse vorlägen. Inzwischen ist dies anders. Besonders gut dokumentiert ist die Studie von O'Brien [45]. Er hatte eine sehr gute Nachuntersuchungsrate und konnte immerhin einen Verlust von 51 %

Magenband

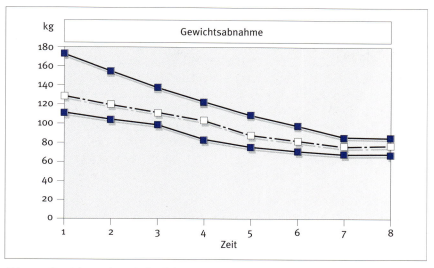

Abb. 27: Gewichtsverlust bei Patienten mit unterschiedlichen Ausgangsgewichten (Schema).

des Übergewichts in einem Jahr nachweisen. Nach 2 Jahren waren es 58 % und nach 36 Monaten immerhin 61,6 %. Nach 2 Jahren hatten 12 Patienten im Mittelwert 68 % ihres Übergewichts verloren. Allerdings betrug das mittlere Körpergewicht der operierten Patienten nur 124 kg.

Es gibt jedoch auch Therapieversager, also Patienten, denen nicht die erhoffte Gewichtsabnahme gelang. Von vornherein gehören dazu die so genannten Sweeter (»Süß-Esser«), die mit kalorienreichen süßen Getränken in großen Mengen das Band und sich selbst überlisten. Sie sollten nicht mit dem Magenband behandelt werden. Manchmal zeigt sich das Problem erst nach Jahren. Mit der Möglichkeit der laparoskopischen Umwandlung in einen Bypass kann auch diesen Patienten geholfen werden (Abb. 28).

Ein Erfolg bleibt auch den Patienten versagt, denen aus unterschiedlichen Gründen das Band vor einem ausreichenden Gewichtsverlust wieder entfernt werden musste. Das kann beispielsweise nach Komplikationen wie einem Slippage oder einer Bandarrosion notwendig werden. Alle nehmen letztendlich wieder zu. Abschließend kann man feststellen, dass bei extremer Adipositas (BMI >40) nach erfolglosen Therapieversuchen die operative Behandlung ein zuverlässiges Verfahren darstellt. Wenn ein Magenband eingesetzt wird, dann sollte es laparoskopisch implantiert werden.

■ Erfolgsstatistik

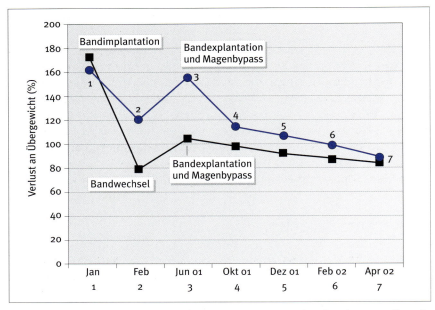

Abb. 28: Gewichtsverlauf bei zwei Schwestern nach Magenband und Umwandlung in einen Bypass.

Magenbypass

Der Magenbypass ist »betrugssicher«, d.h. Patienten, die Probleme in der Selbstkontrolle haben, und das sind immerhin 80 % der extrem Adipösen, profitieren von dieser Operationsmethode besonders. Der Vorteil der Operation ist die zuverlässige Senkung des Körpergewichts. Typischerweise wird eine Reduktion des BMI um 18 Punkte (z.B. von BMI 45 auf BMI 27) erzielt. Der mittlere Gewichtsverlust hängt von der Pouchgröße (Restmagen) und der Länge der ausgeschalteten Dünndarmschlinge ab. Es werden Werte von bis zu 75 % Verlust des Übergewichts erreicht. Mit einem Mini-Pouch erreichten Schauer und Mitarbeiter (Pittsburg/USA) sogar einen mittleren Verlust an Übergewicht von 83 % innerhalb von 2 Jahren. Besonders günstig wirkt sich der Magenbypass bei Diabetikern aus. Bereits nach einem Jahr benötigen 88 % der Operierten keine Medikamente mehr. Langzeitergebnisse nach mehr als 10 Jahren zeigen, dass die Patienten noch immer einen Verlust von mehr als 50 % ihres ursprünglichen Übergewichtes halten können. Eine Verbesserung der Lebensqualität kann für 95 % aller Patienten nachgewiesen werden.

Biliopankreatischer Bypass mit Duodenal-Switch

Die Technik der BPD wurde von Scopinaro in den 70er-Jahren entwickelt und wird in Italien und Spanien in großen Serien durchgeführt. Die stärkere Ausprägung der Mangelverdauung lässt die höchsten Gewichtsreduktionen erreichen. Es werden Mittelwerte von bis zu 85 % des Übergewichts erreicht. Die Gewichtskurve ist in den Folgejahren stabiler als nach einem Magenbypass. Die Auswirkungen auf die Begleiterkrankungen und die Lebensqualität sind mit denen des Magenbypasses vergleichbar. Durch Erhaltung des Magenpförtners kann das unangenehme Dumping-Syndrom (Schweißausbruch, Übelkeit nach Süßigkeiten) vermieden werden.

Magenschrittmacher

Europaweit wurden im Rahmen einer Studie bis Ende 2001 erst 90 IGS-Systeme implantiert. In keinem der Fälle ergaben sich postoperativ oder im weiteren Verlauf schwerwiegende Komplikationen. Bisher sind alle Implantationen eines IGS-Systems erfolgreich verlaufen; es gab keine lebensbedrohenden oder tödlichen Komplikationen [41].

Unter Berücksichtigung der Resultate aus allen Studienzentren ergibt sich zur Zeit nach 15 Monaten Stimulation eine signifikante Reduktion des Überschussgewichts um zirka 30 % (Tab. 7). Es handelt sich jedoch vorwiegend um Patienten mit einem BMI von weniger als 45.

Zu Beginn der Studien in den USA wurde häufig ein Verrutschen der Elektroden aus der Magenwand beobachtet. Diese Komplikation kann durch eine Fixierung der Elektroden durch PDS-Nähte bzw. Clips gänzlich vermieden

● Tab. 7: Gewichtsverlust von 48 Patienten mit intragastraler Stimulation [41]

Zeitpunkt	Überschussgewichtsverlust (% Excessive weight loss)
1 Monat	3.7 ± 7.1
3 Monate	8.7 ± 9.3
6 Monate	15.1 ± 13.0
12 Monate	23.5 ± 21.1
15 Monate	32.0 ± 22.1

Mittelwert ± Standardabweichung

■ Erfolgsstatistik

werden. In Europa wird diese adaptierte Operationstechnik routinemäßig angewendet.

Regelmäßige Laborkontrollen zeigten keine Veränderungen der Parameter durch die Stimulation. Das Prinzip der Magen-Stimulation zur Gewichtsreduktion bei morbider Adipositas gehört derzeit zu den geringsten invasiven Operationsmethoden. Bei den meisten Operationsmethoden zur Gewichtsreduzierung kann man nach 3 bis 5 Jahren einen neuerlichen Gewichtsanstieg verschiedenen Ausmaßes beobachten, dies aber nicht nur, weil ein Adaptationsmechanismus von Seiten des Organismus besteht. Deshalb sollten Operationsmethoden nicht vor einer 5-jährigen Nachbeobachtungszeit beurteilt werden. In der offenen europäischen Studie sind erst 15 Monate an auswertbaren Daten verfügbar; somit muss der Erfolg vorsichtig beurteilt werden. Verglichen mit den bisher etablierten Operationsmethoden ist die Gewichtsreduktion mit dem IGS-System geringer. So beträgt der Überschussgewichtsverlust nach 15 Monaten beim Magenbypass 75% und beim verstellbaren Magenband 60%. Andererseits wird mit dem Schrittmacher ein Überschussgewichtsverlust von über 30% erreicht, ohne dass schwerwiegend in den Verdauungsapparat eingegriffen oder Speiseröhre oder Magen eingeengt wird. Dies erklärt die langsamere Gewichtsabnahme. Inwieweit sich der Organismus und speziell der Magen an eine Gastrostimulation anpasst und damit langfristig funktioniert, ist bislang offen.

Noch zahlreiche Studien und Untersuchungen über Essverhalten und Lebensqualität sind nötig, um eine klare Aussage über den Stellenwert der intragastralen Stimulation im Vergleich zu anderen Methoden in der Behandlung der morbiden Adipositas machen zu können. Es darf jedoch festgehalten werden, dass es sich um eine viel versprechende minimal invasive Operationsmethode mit wenig Beeinträchtigungen für den Patienten handelt. Die ersten Ergebnisse von Cigana [7, 8] geben zu einem verhaltenen Optimismus für die Zukunft Anlass.

Erfahrungsberichte von Patienten

Mehrere tausend Patienten sind in Deutschland wegen einer Adipositas operativ behandelt worden. Ihre Zahl nimmt ständig zu. Die Operation hat in unterschiedlicher Form und Ausmaß das Leben der Patienten verändert. Statistische Erhebungen geben meist nur unzureichend Einblick in Einzelschicksale und in die Veränderungen für den Einzelnen. Wir haben uns daher entschlossen, an dieser Stelle Auszüge aus Briefen einzelner Patienten wiederzugeben. Das ausdrückliche Einverständnis zur Veröffentlichung dieser Textauszüge wurde eingeholt. Die Initialen der Patientennamen haben wir geändert.

Wodurch wurden Sie motiviert bzw. welche Situation veranlasste Sie, sich einer Operation zu unterziehen?

W.A.: »Mein Übergewicht erzeugte in mir erhebliche Minderwertigkeitsgefühle, die auch oft in Depressionszustände umschlugen. Verbunden waren damit Ängste, dass Dritte mein Aussehen grundsätzlich negativ beurteilen und mich sogar darauf ansprechen könnten. Diese Sache transferierte ich auch auf meine Familie, was sich in völlig passivem Verhalten (z.B. kein gemeinsamer Schwimmbadbesuch) als auch in Gereiztheit und aggressivem Verhalten ausdrückte. Selbst meine Libido war gestört.«

G.B.: »Das Übergewicht machte unsere Tochter unbeweglich und dadurch unzufrieden, da sie zum Gespött der Kolleginnen wurde; sie fühlte sich aus der Gesellschaft ausgeschlossen.«

T.H.: »Das über Jahre ständig zunehmende Körpergewicht schränkte meine persönliche und berufliche Beweglichkeit derart ein, dass ich mich bald als Invalide sah. Besonders frustrierend war, dass die in vielen Kurwochen abgehungerten Pfunde rasch wiederkamen, ja sogar das frühere Gewicht übersteigen ließen.«

Wie kam es zur Entscheidung für eine Operation?

G.S.: »Ständige Misserfolge bei verschiedenen Diäten steigerten meine Situation und endeten in Hilflosigkeit und Verzweiflung. Eine Fernsehreportage (HR3) zum Thema ›Magenband‹ brachte mich zur Entscheidung für die vorgenommene Maßnahme.«

Erfahrungsberichte von Patienten

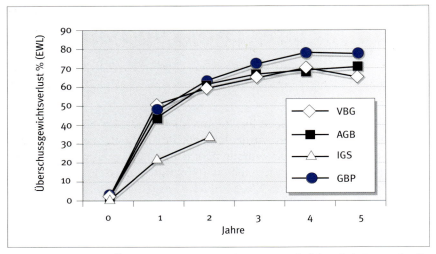

Abb. 29: Verlust des Übergewichts in % nach VBG: vertikal banded Gastroplastik, AGB: steuerbarem Magenband, IGS: Magenschrittmacher, GBP: Magenbypass (nach Miller et al., 2002).

B.St.: »Nachdem ich über 2 Jahre in der Ambulanz bei Prof. X in Behandlung war und alle Versuche letztendlich fehlschlugen, hat er mir zu dieser Operation geraten.«

B.S.: »Mein Hausarzt hat mir diese Operation empfohlen, nachdem ich bereits 4-mal zur Kur war und mehrere ambulante ›Kuren‹ hinter mir hatte. Das ständige Zunehmen war nach der Kur besonders frustrierend.«

Zum Erfolg der Behandlung:

W.K.: »Die Operation brachte eine Gewichtsabnahme von fast 40 kg in einem Jahr. Daraus resultierte auch, dass verschiedene Problembereiche (z. B. Kleidergröße nun 38–40) zur Normalität zurückkehrten.«

L.K.: »Seit der Operation hat sich mein Gewicht von 128 auf 69 kg reduziert. Ich habe mich fast halbiert und fühle mich erst seit wenigen Monaten wieder frei.«

Was hat sich im Leben mit dem Band geändert?

W.K.: »Bedingt durch das gesteigerte Selbstbewusstsein wurde mein Verhalten wieder frei und unbefangen. Dies verminderte die zuvor vorhandenen

Hemmungen und Aggressionen erheblich. Gemeinsame Aktionen mit der Familie wurden wieder zur Selbstverständlichkeit. Selbst Freunde und Bekannte begrüßten mein ›neues‹ Lebensgefühl und Auftreten.«

K.G.: »Das Leben hat sich insofern geändert, dass sie fröhlich und stolz ist und beweglich; zudem beruflich zufriedener und zwar nicht nur sie, sondern auch die Vorgesetzten mit ihr.«

D.L.: »Als ich mein Gewicht verlor, fragten mich viele, ob ich krank sei oder eine geheime Diät machen würde. Ich habe das Band als mein Geheimnis betrachtet. Nur mein Mann wusste, dass ich mich habe operieren lassen. Heute spricht mich fast niemand mehr darauf an, denn für mich sah ich immer so aus wie heute. Bilder habe ich damals von mir nicht machen lassen oder erlaubt.«

Welche Vor- oder Nachteile wurden gesehen?

W.A.: »Zu den Vorteilen würde ich neben den psychischen Kriterien das schnelle Sättigungsgefühl nennen. Dies schließt oft aus, dass ich die üblichen, regelmäßigen Mahlzeiten einhalten muss bzw. wesentlich geringere

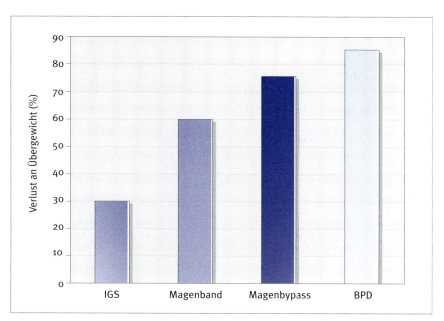

Abb. 30: Mittlerer Verlust an Übergewicht im ersten Jahr nach der Operation.

Nahrungsmengen zu mir nehmen muss. Teilweise können diese Mahlzeiten durch Flüssigkeitseinnahme (Fruchtsaft) ersetzt werden. Die Vielfältigkeit der Nahrung ist allerdings erheblich eingeschränkt, was in öffentlichen Gaststätten zum Problem werden kann.«

J.L.: »Nachteile aus der Operation sehen wir keine.«

Würden Sie sich nochmals für die Operation entscheiden?

W.A.: »Ja, ich würde mich wieder entscheiden.«

L.H.: »Diese Frage können wir mit einem klaren Ja beantworten.«

Welche Erfahrung haben Sie mit der Nahrungsaufnahme?

K.G.: »Jeder sollte sich strikt an die vorgegebenen Nahrungsrichtlinien halten und diese trainieren. Missachtung schlägt sofort in Übelkeit und Erbrechen um. In der Regel gibt es kaum Kompromisse.«

W.E.: »Die Ernährung erfolgt völlig normal mit der Ausnahme, dass fasriges Essen entweder gemieden oder erst gegessen wird, wenn es vorher zerkleinert wurde.«

Nährwerttabelle

Energiegehalt (Kilo-Kalorien und Kilo-Joule), Eiweißanteil in g (EW) und Fettanteil in g, bezogen auf 100 g Lebensmittel.

Lebensmittel	kcal	kJ	EW	Fett in g
Kalb				
Muskel (ohne Fett)	95	397	21,9	0,8
Filet	95	397	20,6	1,4
Kotelett	112	470	21,1	3,1
Schnitzel	99	414	20,7	1,8
Rind				
Muskel (ohne Fett)	105	439	21,3	1,7
Lende (Roastbeef)	130	542	22,4	4,5
Schabefleisch (Tatar)	112	468	21,2	3,0
Schwein				
Muskel (ohne Fett)	105	440	22,0	1,9
Eisbein	186	777	19,0	12,2
Schnitzel	106	443	22,2	1,9
Kasseler	237	990	20,9	17,0
Wild				
Hase	113	474	21,6	3,0
Rehkeule	97	407	21,4	1,3
Hirsch	112	469	20,6	3,3
Geflügel				
Ente	227	851	18,1	17,2
Gans	342	1430	15,7	31,0
Huhn	166	695	19,9	9,6
Pute (Keule)	114	479	20,5	3,6
Fisch				
Aal	281	1174	15,0	24,5
Bachforelle	102	428	19,5	2,7
Lachs	202	845	19,9	13,6
Zander	83	348	19,2	0,7
Fisch (Dauerware)				
Hering (mariniert)	210	880	16,6	16,0
Schillerlocken	302	1264	21,3	24,1
Seeaal (geräuchert)	167	700	26,1	7,0

Weiterführende Fachliteratur

[1] Balssiger BM, Luaue-de Leon E, Sarr MG, Surgical treatment of obesity: Who is an appropriate candidate? Mayo Clin Proc 72: 551–558, 1997.
[2] Belachev M, Jacqet P, Lardonis F, Karier C, Vertical banded gastroplasty vs. adjustable silicone gastric banding in the treatment of morbid obesity: a preliminary report. Obesity Surgery 3: 275–278, 1993.
[3] Belachew M, Legrand M-J, Defechereux T, Laparoscopic adjustable silicone gastric banding in the treatment of morbid obesity. Surg Endosc 8: 1354–1356, 1994.
[4] Benotti PN, Forse RA, The role of gastric surgery in the multidisciplinary management of severe obesity. Am J Surg 243: 443–445, 1995.
[5] Bockhorn H, Weiner R, Manual der laparoskopischen Chirurgie. Chapman & Hall, London, Glasgow, Weinheim, 1997.
[6] Bouchard C, Genetics of obesity: overview and research directions. In: Bouchard C 223–233, 1994.
[7] Cigaina V, Pinato GP, Rigo V, Bevilacqua M, Ferraro F, Ischia S, Saggioro A, Gastric peristalsis control by mono situ electrical stimulation: A preliminary study. Obesity Surg 6: 247- 249, 1996.
[8] Cigaina V, Saggioro A, Rigo V, Pinato GP, Ischia S, Long-term effects of gastric pacing to reduce feed intake in swine. Obes Surg 6:250-53, 1996.
[9] Clark MM, Ruggiero L, Pera V Jr, Goldstein MG, Abrams DB, Assessment, classification and treatment of obesity: behavioral medicine perspective. In: Stoudemire A, Fogel BS (eds) Psychiatric care of the medical patient. Oxford University Press, New York, pp 903–926, 1993.
[10] Colditz GA, Willett WC, Stampfer MJ et al., Weight as a risk factor for clinical diabetes in women. Am J Epidemiol 132: 501–513, 1990.
[11] Colditz GA, Economic costs of obesity. Am J Clin Nutr 55: 503S–506S, 1992.
[12] Desaive C, A critical review of a personal series of 1000 gastroplasties. Inter J Obesity 19: 256–360, 1996.
[13] Doldi SB, Micheletto G, Di Prisco F, Zappa MA, Lattuada E, Reitano M, Intragastric balloon in obese patients. Obes Surg 10 : 578–581, 2000.
[14] Dunaif A, Polycystic ovary syndrome and obesity. In: Björntorp P, Brodoff BN (eds) Obesity. Lippincott, Philadelphia, pp 594–605, 1992.
[15] Eckhout GV, Willbanks OL, Moore JT, Vertical ring gastroplasty for morbid obesity. Five year experience with 1463 patients. Am J Surg 152: 713–716, 1986.
[16] Epstein LH, Coleman KJ, Myers MD, Exercise in treating obesity in children and adolescents. Med Sci Sports Exerc 28: 428–435, 1996.
[17] Evans JD, Scott MH, Intragastric balloon in the treatment of patients with morbid obesity, Br J Surg 88: 1245–1248, 2001.

[18] Favretti F, Cadiere GB, Segato G, Bruyns G, De Marchi F, Himpens J, Foletto M, Lise M, Obesity Surg 5: 364–371, 1995.
[19] Flickinger EG, Sinar DR, Swanson M, Gastric bypass. Gastroenterol Clin North Am 16:283–292, 1987.
[20] Gortmaker SL, Must A, Perrin JM, Sobol AM, Dietz WH, Social and economic consequences of overweight in adolescence and young adulthood. New Engl J Med 329: 1008–1012, 1993.
[21] Griffen WO, Gastric bypass. In: Griffen WO, Printen KJ (eds), Surgical management of morbid obesity. New York, NY. Marcel Dekker, Inc, 1987:27–45.
[22] Greenstein RJ, Rabner JG, Taler Y, Bariatric surgery vs conventional dieting in the morbidly obese. Obesity Surg 4: 16–23, 1994.
[23] Hauner H, Fettgewebsverteilung und Adipositasrisiko. Dtsch Med Wochenschr 112: 731–735, 1987.
[24] Hauner H, Gesundheitsrisiken von Übergewicht und Gewichtszunahme. Dtsch Ärztebl 93 A: 3405–3409, 1996.
[25] Hell E, Miller K, Moorehead MK, Samuels N, Evaluation of health status and quality of life after bariatric surgery: Comparison of standard roux-en-Y gastric bypass, vertical banded gastroplasty and laparoscopic adjustable gastric banding. Obes Surg 10: 214–219, 2000.
[26] Himpens JM, Rogge F, Leman G, Sonneville T, Laparoscopic inflatable band with Roux-en-Y-gastric bypass. Obesity Surg 11: 528–531, 2001.
[27] Husemann B, Die Chirurgie der extremen Adipositas. Dtsch Ärztebl 94 A: 1232–2136, 1997.
[28] Kreuter H, Klaes L, Hoffmeister H, Laaser U, Prävention von Herz-Kreislauferkrankungen. Ergebnisse und Konsequenzen der Deutschen Herz-Kreislauf-Präventionsstudie (DHP). Juventa, Weinheim, München, 1995.
[29] Kunath U, Memari B, Laparoskopisches »Gastric Banding« zur Behandlung der pathologischen Adipositas. Chirurg 66: 1263–1267, 1995.
[30] Kuzmak LI, Rickert RR, Pathologic changes in the stomach at the site of silicone gastric banding. Obesity Surg 1: 63–68, 1991.
[31] Kuzmak LI, A review of seven years' experience with silicone gastric banding. Obesity Surg 1: 403–408, 1991.
[32] Kuzmak LI, Stoma adjustable silicone gastric banding. In: Mason EE (ed) Surgical treatment of morbid obesity. Lippincott, Philadelphia, pp 298–317, 1992.
[33] Lean MEJ, Han TS, Morrison CE, Waist circumference indicates the need for weight management. BMJ 311: 158–161, 1995.
[34] Leibel RL, Rosenbaum M, Hirsch J, Changes in energy expenditure resulting from altered body weight. New Eng J Med 332: 621–628, 1995.
[35] Lew EA, Garfinkle L, Variations in mortality by weight among 750 000 men and women. J Chronic Dis 32: 563–576, 1979.
[36] Liebermeister H, Ölschläger G, Kosten der Adipositasbehandlung. Akt Ernähr Med 22: 288–306, 1997
[37] Löffler G, Pathophysiologie des Fettgewebes. Dtsch Ärztebl 94: A 2003–2006, 1997.

[38] Maclure KM, Hayes KC, Colditz GA et al., Weight, diet, and the risk of symptomatic gallstones in middle-aged women. New Eng J Med 321: 2–7, 1989.
[39] Martin LF, Hunter SM, Lauve RM, O'Leary JP, Severe obesity: expensive to society, frustrating to treat, but important to confront. South Med J 88: 895–902, 1995.
[40] Mason EE, Ito C, Gastric bypass in obesity. Surg Clin North Am 47: 1345–1351, 1967.
[41] Miller K, Höller E, Hell E, Intragastrale Stimulation als erste nichtrestriktive und nichtmalabsorptive Behandlungsmethode der morbiden Adipositas. Zentralbl. Chir (2002, im Druck).
[42] Näslund I, Agren G, Social and economic effects of bariatric surgery. Obesity Surg 1: 137–140, 1991.
[43] Nguyen NT, Goldman C, Rosenquist CJ, Arango A, Cole CJ, Lee SJ, Wolfe BM, Laparoscopic versus open gastric bypass: a randomized study of outcomes, quality of life, and costs. Ann Surg 234: 279–289, 2001.
[44] Nightengale ML, Sarr MG, Kelly GA, Jensen MD, Zinsmeister AR, Palumbo PJ, Prospective evaluation of vertical banded gastroplasty as the primary operation for morbid obesity. Mayo Clin Proc 66: 773–782, 1991.
[45] O'Brien PE, Brown WA, Smith A, McMurrick PJ, Stephens M, Prospective study of laparoscopically placed, adjustable gastric band in the treatment of morbid obesity. Birit J Surg 86: 113–118, 1999.
[46] Paganini AM, Guerrieri M, Feliciotti F, Lezoche E, Laparoscopic adjustable silicone gastric banding (LASG) for the treatment of morbid obesity. Surgical Techn Intern 5: 147–150, 1997.
[47] Pasquali R, Besteghi L, Casimirri F, Melchionda N, Di Febo G, Zoccoli G, Barbara L, Tassoni U, Mechanisms of action of the intragastric balloon in obesity: effects on hunger and satiety. Appetite 15: 3–11, 1990.
[48] Pories WJ, Swanson MS, MacDonald KG, Who would have thought it? An operation proves to be the most effective therapy for adult onset diabetes mellitus. Ann Surg 222: 339–352, 1995.
[49] Ross CE, Overweight and depression. J Health Soc Behav 35: 63–79, 1994.
[50] Scopinaro N, Gianetta E, Civalleri D, Bonalumi U, Bachi V, Bilio-pancreatic bypass for obesity: II. Initial experience in man. Br. J. Surg. 66: 619–623, 1979.
[51] Scopinaro N, Gianetta E, Adami GF, Friedman D, Traverso E, Marinari GM, Cuneo S, Vitale B, Ballari F, Colombini M, Baschieri G, Bachi V: Biliopancreatic diversion for obesity at eighteen years. Surgery 119: 261–265, 1996.
[52] Segal L, The costs of obesity. Pharmaco Economics 2: 45–52, 1994.
[53] Seidell JC, The impact of obesity on health status: some implications for health care costs. Int J Obes Real Metab Disord 19: 13–16, 1995.
[54] Seidell JC, Obesity in Europe: scaling an epidemic, 1995.
[55] Skender ML, Goodrick GK, Del Junco DJ et al., Comparison of 2-year weight loss trends in behavioral treatments of obesity: diet, exercise, and combination interventions. J Am Diet Assoc 96: 342–346, 1996.
[56] Sorensen TI, The genetics of obesity. Metabolism 3: 4–6, 1995.

[57] Totte E, Hendrickx L, Pauwels M, Van Hee R., Weight reduction by means of intragastric device: experience with the bioenterics intragastric balloon. Obes Surg 11: 519–523, 2001.
[58] Vandenplas Y, Bollen P, De Langhe K, Vandemaele K, De Schepper J, Intragastric balloons in adolescents with morbid obesity. Eur J Gastroenterol Hepatol 11: 243–245, 1999.
[59] Van Itallie T, Health implications of overweight and obesity in the United States. Ann Intern Med 103: 983–988, 1985.
[60] Vieweg B, Neitz U, Geburtshilfliche Probleme bei adipösen Frauen. Akt Ernähr Med 22: 288–306, 1997.
[61] Wahlen CH, Bastens B, Herve J, Malmendier C, Dallemagne B, Jehaes C, Markiewicz S, Monami B, Weerts J, The BioEnterics Intragastric Balloon (BIB): how to use it. Obes Surg 11: 524–527, 2001.
[62] Wechsler JG, Diätetische Therapie der Adipositas. Dtsch Ärztebl 94: A 2250–2256, 1997.
[63] Weiner R, Hartig W, Matkowitz R, Enterale Resorption beim Kurzdarmsyndrom. Z Ges Inn Med 33: 218–219, 1978.
[64] Weiner R, Hartig W, Die chirurgische Therapie der Fettsucht. Ernährungsforschung 28: 146–150, 1983.
[65] Weiner R, Schmoz G, Hartig W, Funktionsdiagnostik der Dünndarmresorption in der Gastroenterochirurgie. Zentralbl Chir 109: 160–171, 1984.
[66] Weiner R, Adipositas. In: Hartig W (Hrsg) Moderne Infusionstherapie, künstliche Ernährung, 11. Aufl. Zuckschwerdt, München, 135–138, 1994.
[67] Weiner R, Wagner D, Step-System (Dilatationstrokare) als sicheres und funktionales Zugangssystem in der minimal invasiven Chirurgie. Min Invas Chir 6: 35–40, 1997.
[68] Weiner R, Wagner D, Laparoscopisches Gastric Banding zur Behandlung morbiditärer Adipositas. Min Invas Chir 6: 59–66, 1997.
[69] Weiner R, Wagner D, Bockhorn H, Erkrankungen des Stütz- und Bewegungsapparates bei morbider Adipositas. Akt Ernähr Med 22: 288–306, 1997.
[70] Weiner R, Emmerlich V, Bochhorn H, Wagner D, Management und Therapie von Komplikationen nach Gastric-Banding wegen Adipositas. Chirurg, 1998.
[71] Wing RR, Behavioural treatment of severe obesity. Am J Clin Nutr 55: 545–551, 1992.
[72] Wittgrove AC, Clark GW, Laparoscopic Gastric Bypass: A five year prospective study of 500 patients followed from 3 to 60 months. Obes Surg 10: 233–39, 2000.
[73] Wittgrove AC, Clark GW, Combined laparoscopic/endoscopic anvil placement for the performance of the gastroenterostomy. Obesity Surg 11: 565–569, 2001.

Sachverzeichnis

A
Abführmittel 129
Adipositas 13 ff
- androide 16 ff, 29 ff, 32
- genetischer Faktor 22 f
- gynoide 16 f
- Komplikation 36
- morbide 15, 20, 58
- Prognose 34
- psychosoziale Komponente 33
- Ursache 21 ff
Aktivität, körperliche 26, 31, 40, 43, 107 ff, 138
Alkoholkonsum 22, 91 f, 114, 117
Alter 23
Anämie 83, 90 f
Anastomose
- enteroenterale 82, 88
- gastroenterale 82, 88
Anorexia nervosa 26
Antidepressiva 37
Arteriosklerose 29, 36
Arztbrief 105
Atemstillstand 32
Aufklärungsgespräch 64 f, 123

B
Bandarrosion 75, 125
Banded Bypass 85 f
Bandmigration 86
Bauchdecke 59
- Straffung 127
Bauchhöhle, Gasfüllung 60 f, 67
Bauch-Hüft-Quotient 18
Bauchschnitt 54, 90
Bauchspiegelung 72
Bauchumfang 18
Behandlung 40 ff
- operative 50 ff
- postoperative 102 f
Behandlungskosten 37 f
Bewegung 121, 131
Bewegungsmangel 21
Bewegungstherapie 42

Biliopankreatische Diversion (BPD) 87 ff
BioEnterics Intragastrisches Ballonsystem (BIB) 45 f
Blähungen 120, 130
Blaulösung 48, 73
Blutdruck, Senkung 131
Bluthochdruck 16, 29, 36, 139
Bluttfette 29
Blutzucker 131
Body-Mass-Index (BMI) 14 ff
Broca-Zahl 14
Bulimie 27, 105
Bypass, biliopankreatischer 58, 66, 87 ff, 93 f
- - Ernährung 118 ff
- - Gewichtsabnahme 138, 147, 151
- - Komplikation 90 ff
- - Nahrungsunverträglichkeit 122
- - Wiederholungseingriff 126

C
Calcium s. Kalzium
Chirurgie, minimal-invasive 50, 59 ff
Cholesterin 33 f
Compliance 41

D
Darmvorbereitung 64
Dehydratisierung 121
Depression 24 f, 30
Diabetes mellitus 16, 18 f, 29, 34, 131
- - Gewichtsabnahme 34
Diät 40 f
Drainage 73
Dumping-Syndrom 57, 80
Dünndarm, Verkürzung 82, 89
Dünndarmbypass 53 f
Duodenalstumpfinsuffizienz 95
Duodenal-Switch 93 ff, 122, 126

- Gewichtsabnahme 147
Duodenoenterostomie 94
Durchfall 120, 130
Dyspnoe 31

E
Eierstock, polyzystischer 32
Eisenmangel 83, 90
Eisenzufuhr 122
Eiweißmangel 92
Eiweißverlust 126
Eiweißzufuhr 113, 121 f
Embolie 102
Energiebilanz, positive 13, 21 f
Energieumsatz 42 f
Entlassung 104 ff
Erbanlage 23
Erbrechen 83, 103, 105, 121
Erfahrungsbericht 149 ff
Erfolgsstatistik 143 ff
Erkrankung, psychische 25
Ernährung 106 f, 110 ff
- fettarme 113 f
- nach Magenbypass-Operation 118 ff
- mit Magenschrittmacher 122
Ernährungsprotokoll 26
Ernährungstherapie 40 f
Essanfall 24 f
Essen
- kalorienbewusstes 112
- langsames 105 f, 111
Essregel 111 ff, 120 f
Essverhalten 51, 111 ff
Essverhaltensstörung 26

F
Familie 106 f
Fettleber 72
Fettleibigkeit 13
Fettmangelverdauung 56, 79 f, 87, 130, 135
Fettsäure, ungesättigte 113
Fettstuhl 80, 92
Fettverteilung 16 ff, 27
Fettverteilungsmuster, androides 16 ff, 29 ff, 32

158

Sachverzeichnis

Fettzufuhr 21, 113, 130
Flüssigkeitsbedarf 112
Folgeerkrankung 27 ff
Fruchtbarkeit 131
Frühberentung 33

G
Gallenblasenentfernung 76, 126 f
Gallenblasenerkrankung 16, 33
Gallenstein 33, 122, 126
Gastric Bypass s. Magenbypass
Gastrographinschluck 118
Gastroplastik 54 f
Gastrostimulator 96 ff, 108, 136
Gelenkverschleißerscheinung 30
Geschlechtshormon 18
Gesundheitsrisiko 16
Getränk, hochkalorisches 57, 114, 117
Gewichtsabnahme 18, 22, 143 ff, 151
– Fettmangelverdauung 56
– Folgen 30, 34, 129 ff
– rasche 105 f
– unzureichende 117 f
Gewichtserhaltung, langfristige 137 ff
Gewichtskurve 135
Gewichtszunahme 21 f, 37, 138
Gicht 29 f

H
Haarausfall 92, 131
Harnsäure 29
Hausarzt 105
Hautpflege 133
HDL-Cholesterin 29
Herzinfarkt 36
Herz-Kreislauf-Erkrankung 28, 36
Herztod, plötzlicher 36
Herzversagen 31
Hirnanhangsdrüse 53
Hormonstörung 32 f
Hüft-Taille-Quotient 18
Hüftumfang 18
Hyperphagie 24 f
Hypertonie, pulmonale 32

I
Idealgewicht 14
IGS-System 96 ff
Implantat-Pass 99
Infektion 75, 98, 117, 125
Insulinresistenz 32
Internet 11 f, 140 ff

J
Jejunumschlinge 82, 89
Jo-Jo-Effekt 35
Jugendalter 16, 19, 142

K
Kaiserschnitt 123
Kalzium 122
Kalziummangel 91
Kernspintomographie 99
Kinderalter 16, 19, 142
Klimakterium 23
Kohlenhydrate 22, 113
Kontrazeptiva, hormonelle (Pille) 37, 84
Kopfschmerz 121
Körperfett 21 f
Körperfunktion, Veränderung 129 ff
Körpermassenindex (KMI) 14 f, 50
Körperschema, Störung 24
Körperzusammensetzung 13 f
Kortison 32, 37, 51
Kosten, volkswirtschaftliche 37 f
Kostenerstattung 62, 140
Krankenhausaufenthalt 64 ff
Krankenhauseinweisungsschein 62
Krankenkasse, gesetzliche 62
Krebsentstehung 30 f
Kreislaufsensation 57

L
Lagerung des Patienten 66 f
Laparotomie 54
Lap-Band 56, 69
Lebensführung 51
Lebensqualität 69, 143, 146
Leberschäden 53
Libido 131
Lumboischialgie 30
Lungenembolie 36, 51, 90
Lungenkomplikation 31 f, 66

M
Magenballon 44 ff, 137, 143
– Wiederholungseingriff 125
Magenband 44 f, 54 ff, 66, 72 f
– Entblockung 70, 85, 116
– Entfernung 78
– Ernährung 110 ff
– Gewichtsabnahme 138, 144 ff, 151
– Komplikation 73 ff, 86
– Nothilfepass 77
– Simultaneingriff 76, 85 f
– Steuerung 69 ff, 116 f
– Therapieversager 145
– Wiederholungseingriff 125 f
Magenbypass 57, 66, 79 ff
– Ernährung 118 ff
– Gewichtsabnahme 138, 146, 151
– Komplikation 83 f
– mit Magenband 85 f
– Mangelverdauung 129 f
– Nahrungsunverträglichkeit 122
– Operationszeit 83
– Wiederholungseingriff 126
Magengeschwür 49, 100
Magenperforation 98
Magenpförtner 93 f
Magenresektion 90
Magenschrittmacher 96 ff, 108, 139
– Ernährung 122
– Gewichtsabnahme 147 f, 151
– Nachsorge 135 f
– Sondendislokation 126
Magenspiegelung 46, 75, 77, 85
Magenverkleinerung 79, 87
Magenwandverletzung 75
Magersucht 26 f
Mahlzeit 115, 120 f
– fettreiche 130
Mangelverdauung 56, 79 f, 87, 130, 135
Mason-Technik 54
Medikamente 37, 42 f
Menstruation 131
Metalldetektor 99
Mineralstoffe 113, 131

159

Sachverzeichnis

Morbus Cushing 37
Muskelschwund 131

N
Nachbehandlung 102 f
Nachsorge 135 f
Nachtblindheit 92
Nagel, brüchiger 131
Nahrungsauswahl 117
Nahrungseinschränkung 54 ff, 79
Nahrungsmittel 114
– faserreiche 112
Nahrungsunverträglichkeit 119, 122
Nahrungszubereitung, fettarme 114
Nährwerttabelle 153
Narkose 65 f
Neugeborene 123
Neuropathie 91
Nierenstein 92
Normalgewicht 15
Nothilfepass 77

O
Obesitas 13
Ödem 92
Operation
– Ausschlusskriterien 50 ff
– laparoskopische 60 f, 67
– minimal-invasive 50, 59 ff
– plastische 127 f
Operationsrisiko 51 f
Operations-Team 67
Operatiosmethode 53 ff
Optifast-Programm 38
Osteoporose 91
Oxalat 92

P
Persönlichkeitsstörung 25
Pickwick-Syndrom 31
Pneumoperitoneum 67
Portdrehung 76
Portkammer 69 ff, 73
– Infektion 75, 117, 125
Portschlauch 76
Pouch 54 f, 115
– Tonisierung 118
Pouchdilatation 74, 116, 125
Prävention 16, 38 f
Progesteron 32
Protein s. Eiweiß

Psychische Störung 25, 30
Psychotherapie 138

R
Rauchen 36 f
Röntgen 102
Roux-Y-Schlinge 82, 85
Rückenschmerz 121

S
Sättigungsgefühl 24, 26 f, 45, 55, 96, 111 f
– Entstehung 115
Sättigungszentrum 53
Schilddrüsenunterfunktion 36
Schlafapnoe 31, 34
Schlauchmagen 87 ff, 94
Schmerz 108
Schmerzmittel 104
Schulterschmerz 67
Schwächegefühl 80
Schwangerschaft 123 f, 132
Schwangerschaftsverhütung 84
Schwedenband 69
Schweißausbruch 57
Schwindelgefühl 131
Selbstdisziplin 115
Selbsthilfegruppe 138, 140 f
Selbstkontrolle 79
Selbstzahler 63
Slippage 74 f, 125
Sodbrennen 132
Speiseröhre, Entzündung 133
Sport 107 ff
Stenose 126
Sterblichkeit 27 f, 34 f
Steuerkammer 69
Stoffwechselstörung 29 f, 52
Stoma 69, 74
Stomaokklusion 74, 114
Stoma-Ulkus 91
Stresshormon 18
Stuhlgang 129 f
Stütz- und Bewegungsapparat 30
Suchtkrankheit 51
Sulfonylharnstoffe 37
Sweeter 57, 145

T
Taillenumfang 28
Testosteron 32

Thromboseprophylaxe 65, 102
Titan 70
Traumatisierung 25 f
Triglyceride 29, 34
Trinken 112, 120 f
Trokar 60, 68, 80 f

U
Übelkeit 48
Übergewicht 15, 23
Übergewichtsverlust 15, 138 f, 148, 150
Ulkuskrankheit 126
Untersuchung 64
Unterzuckerung 131
Urin, Verfärbung 48
Urinmenge 112

V
Verdauung, Einschränkung 56 f
Verdauungssaft 80, 90
Verdrängung 25
Verhaltensstörung 116
Verhaltenstherapie 41 f, 103
Videokamera 67 f
Vitamin-B-Mangel 83, 91
Vitamin-B_{12}-Substitution 91, 122
Vitamine 113 ff
Vitaminsupplementation 122, 131
Völlegefühl 120
Vormagen s. Pouch

W
Wachstumshormon 32
Wernicke-Encephalopathie 91
Wiederholungseingriff 125 ff
Wunddehiszenz 90
Wundheilungsstörung 36

Y
Y-Anastomose 82 f, 90

Z
Zigarettenrauchen 91
Zucker 113
Zuckerkrankheit s. Diabetes mellitus
Zugang 68
Zwerchfellhernie 64, 76